LES PRÉDESTINES

CONTRIBUTION A L'ÉTUDE

DES

MALADIES NERVEUSES ET MENTALES

PAR

LE Dr MAURICE FUSIER

PARIS

LIBRAIRIE COTILLON

F. PICHON, SUCCESSEUR, IMPRIMEUR-ÉDITEUR,
24, rue Soufflot, 24.

1887

6

LES PRÉDESTINÉS

CONTRIBUTION A L'ÉTUDE

DES

MALADIES NERVEUSES ET MENTALES

PAR

LE Dr MAURICE FUSIER

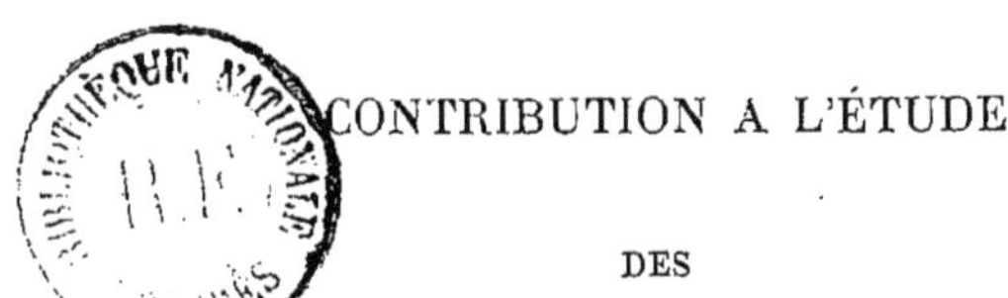

PARIS

LIBRAIRIE COTILLON

F. PICHON, SUCCESSEUR, IMPRIMEUR-ÉDITEUR,

24, rue Soufflot, 24.

1887

A MON PÈRE

Le Docteur FRANÇOIS FUSIER

Directeur, médecin en chef honoraire
de l'Asile public d'aliénés de Bassens (Savoie),
Membre correspondant de la Société médico-psychologique de Paris,
de la Société de médecine de Lyon, de Bologne, etc., etc.,
Chevalier de la Légion d'honneur
et de l'Ordre Royal des SS. Maurice et Lazare d'Italie.

A M. LE Dr B. BALL

Professeur de clinique des maladies mentales à la Faculté de Paris,
Membre de l'Académie de médecine,
Chevalier de la Légion d'honneur.

LES PRÉDESTINÉS

Contribution à l'étude des maladies nerveuses et mentales.

> « Nous naissons prédestinés par les condi-
> « tions mêmes de notre organisme et nous
> « trouvons dans notre berceau notre feuille
> « de route pour la vie entière. »

Pour n'être pas précisément inconnue des jeunes, l'ambition n'est pas moins de mauvaise mise chez quiconque n'a pas fait ses preuves ; aussi n'essaierai-je ni d'édifier une théorie nouvelle, ni de rajeunir les anciennes.

Tout a été dit et il ne reste plus qu'à glaner après les anciens (Moreau, trop absolu peut-être, Morel, trop oublié), et les plus habiles d'entre les modernes ; parmi ces derniers sont des *vulgarisateurs* si connus aujourd'hui qu'ils en sont devenus presque à la mode, et je m'en voudrais de n'en pas citer un, des moins tapageurs et le plus sérieux : ceux-là seuls le connaissent bien et l'apprécient à sa juste valeur qui ont suivi ses efforts et admiré sa loyauté scientifique, depuis l'*Hérédité* jusqu'aux

Maladies de la mémoire et de la volonté (1). Honneur vraiment, et droit de cité chez nous à celui qui, en dépit des difficultés et des critiques, a sù répondre victorieusement au mot si vrai d'un confrère italien : « Le champ de la médecine est bien aride, s'il n'est pas arrosé par les eaux de la philosophie (2). »

De mes maîtres directs je ne dirai rien : ils savent trop combien je leur suis redevable et une bruyante reconnaissance ferait plus souffrir leur modestie qu'elle ne grandirait leur réputation. Il en est un pourtant que j'ai le devoir de citer et dès cette page même : M. le professeur B. Ball.

Pardonnez-moi, cher Maître, c'est aux qualités de l'homme que je rends hommage : je vous dois, à vous qui, dans des circonstances particulièrement douloureuses, ne m'avez jamais ménagé encouragements ni appui, je vous dois les angoisses tôt oubliées et les désespoirs refoulés, la confiance dans l'avenir et la persévérance dans le travail.....

Comme les mères qui chérissent davantage l'enfant qui leur a coûté le plus de douleurs et d'inquiétude, peut-être avez-vous des réserves de bienveillance pour ceux de vos élèves dont les débuts ont été plus lents et pénibles ?

---

(1) Ribot.
(2) Le professeur Puccinotti, de Pise, *Leçons sur les névroses* (1839-40).

Je vous dédie ce modeste ouvrage où vous retrouverez tant de traces de vos leçons, — ce sera d'ailleurs sa recommandation la plus sûre.

J'ai cherché, fondant mon opinion tant sur des observations personnelles établies avec la plus scrupuleuse exactitude que sur des faits recueillis aux sources les plus autorisées et d'une authenticité incontestable, à montrer :

1° Que l'hérédité, ce principal facteur étiologique des maladies tant nerveuses que mentales proprement dites, est aussi souvent — pour ne pas dire : plus souvent — transformée que directe;

2° Que les influences héréditaires sont entretenues, augmentées ou combattues par les influences de milieu (éducation tant physique que morale, genre de vie et de travail, fréquentations, mariage, etc., etc.);

3° Que ces influences de milieu sont peu ou mal connues, quoique d'une importance primordiale : de leur étude bien dirigée et patiemment suivie l'on pourrait tirer les meilleures indications théoriques et pratiques d'une sorte de régression à opposer à l'évolution, trop considérée comme fatale, des dégénérescences.

Il était à peu près inévitable que je fusse ainsi entraîné à aborder quelques points de la législation des aliénés et particulièrement de la discipline des asiles : j'ai tâché de le faire avec toute la réserve que comportent de ma part et la délicatesse de pareilles matières et la haute compétence des hommes qui s'en sont récemment occupé. Je me suis surtout appliqué, abandonnant les questions de personnes et de doctrines, — questions si rarement d'une utilité vraie et toujours si grosses de complications — à éviter tout empiètement sur le domaine religieux ou historique. Plus modeste, la méthode ne m'en a pas paru moins sûre, et, en l'espèce, restreindre le terrain d'investigation c'est diminuer d'autant les calculs de probabilités.

D'aucuns se sont figuré qu'il suffisait de cinq ou six anecdotes douteuses et d'un nombre à peu près égal d'interprétations hasardées pour terminer d'un seul coup les plus vieilles controverses : se proclamant sans crainte éclairés et conséquents, ils ont voulu « descendre les prophètes du fond des sanc- « tuaires dans lesquels les avait placés la crédule « vénération des fidèles et les reléguer dans le vaste « pandémonium des esprits égarés et des cerveaux « malades (1). » D'autres, et non moins brillants ont « pris la défense « des doctrines sublimes, des actions « héroïques, des entreprises glorieuses, qu'il leur « semblait affligeant de voir attribuées à la folie... » Serait-il bien imprudent d'avancer que ni la science en général ni la question en particulier n'ont gagné

---

(1) Voir la fameuse polémique de Maury et Brierre de Boismont (*Annales médico-psych.*, 1845), à propos des hallucinations. — Je cite celle-là entre beaucoup d'autres ; elle est intéressante, courtoise, et, chose rare alors déjà, maintenant presque inconnue, ne touche pas à la politique.

grand chose à ce débat? Pour mon compte personnel, j'avouerai naïvement ne pas voir sans peine subordonner à l'état plus ou moins maladif de l'individu opinions et croyances, aspirations et enthousiasmes, les affections même et les plus exquises délicatesses du cœur, les seules choses en un mot qui élèvent réellement l'homme au-dessus de la brute. Quelqu'indéniables que soient les droits de la critique, quelque sacrés ceux de la science, j'estime qu'en ces matières, plus que partout peut-être, la modération et la réserve sont de rigueur, de même que la prudence sera toujours le plus sûr balancier pour quiconque s'aventure sur cette corde immense et mystérieuse lancée vers l'inconnu par dessus l'abîme du doute et de l'ignorance.

J'ai cherché dans les travaux tant anciens que modernes et sans me préoccuper de nationalités ni d'écoles, tout ce qui pouvait se rattacher à mon sujet : j'ai cité, beaucoup cité, trop peut-être, et mon essai y perdra certainement de son originalité ; je m'en console en pensant à ce qu'il y gagne d'autorité et de précision : vérité et lecteurs y trouveront également leur compte. Dans notre siècle où, comme les pièces aux mille couleurs d'un feu d'artifice gigantesque, les découvertes scientifiques les plus diverses se succèdent sans interruption et nous éblouissent de leurs éclats, on se figure trop aisément que, dans le domaine psychologique comme dans l'industriel et le scientifique proprement dit, les plus grands et les plus incontestables progrès ont été faits de nos jours, et pour un peu l'on ne s'occuperait des époques même les plus voisines de la nôtre qu'à titre de curiosité archéologique. Nos pères cependant, moins pressés et surtout moins nerveux que nous, ont laissé des œuvres que nous serions trop heureux d'égaler. Ils prenaient leur temps pour voir et pour penser et n'en voyaient ni ne pensaient plus mal : je pourrais dire, il est vrai, si je plaidais les circonstances atténuantes de notre réelle infériorité, que leurs connaissances scientifiques incomparablement moins étendues et moins variées leur laissaient plus de loisirs pour l'observation directe et la spéculation; elles les y poussaient même. Mais, dans ces genres, quels merveilleux résultats! Comme ces médecins auxquels la chimie n'avait point encore découvert ses secrets et prêté ses ressources mais qui poussaient si avant l'étude des simples, comme ces praticiens ignorants de l'auscultation et de la thermométrie mais qui savaient faire des moindres signes extérieurs et des plus légères variations du pouls les dociles auxiliaires de leur diagnostic, ils avaient peu d'instruments à leur service et d'une perfection douteuse; mais quelle habileté à les manier et quelle laborieuse patience !

De nombreux et très intéressants travaux ont, dans ces dernières années, éclairé d'une lumière plus vive les rapports de l'alcoolisme et de l'épilepsie ; mais a-t-on, à ce propos, bien mis en relief que les

anciens interdisaient rigoureusement l'usage du vin
aux individus affectés du mal caduc ?...

Quant à la théorie de la dégénérescence, le poëte
l'avait admirablement formulée :

> Ætas parentum, pejor avis, tulit
> Nos nequiores, mox daturos
> Progeniem vitiosiorem (1).

Et les mariages consanguins ?

> Fecunda culpæ secula nuptias
> Primum inquinavere, et genus et domos ;
> Hoc fonte derivata clades
> In patriam populumque fluxit (2).

Les anciens s'appliquaient plus que nous à rechercher les raisons et les causes des maladies dans leur
ensemble ; sans abandonner nos méthodes si perfec-
tionnées et si sûres, nous ferions bien de revenir un
peu à la leur ; ce serait faire preuve de bon esprit
philosophique ; ce serait surtout un excellent moyen
de remédier aux inconvénients inévitables de la division du travail, division devenue une des nécessités
de l'époque à la fois et un des meilleurs éléments de
progrès.

Pour peu que l'on élargisse l'horizon, on remarque

---

(1) Horace, ode VI, livre III.

(2) *Id. ibid.* Et si nous cherchons l'opinion des anciens sur la
grande question de l'hérédité, nous entendrons Aristote nous dire
que : « Celui qui ne ressemble pas à ses parents, est une sorte de
monstre, car la nature s'écarte en lui de son espèce, premier degré
de dégradation ! »

que la question d'hérédité pour les familles et pour
les races, est admise comme fait incontesté par les
meilleurs esprits : « L'homme s'agite, des forces
« supérieures le mènent: nature, providence, fatalité
« ou destin, il n'importe. Notre suprême effort est
« d'arriver à connaître quelques conditions de leurs
« manifestations. L'histoire de l'humanité peut être
« considérée comme une trame immense dont toutes
« les parties se tiennent et dont les premières mailles
« remontent aux plus lointaines origines de notre
« planète. Un phénomène historique (1) quelconque
« est toujours le résultat d'une longue série de phé-
« nomènes antérieurs. Dans les événements actuels
« une intelligence suffisante pourrait lire l'infinie
« succession des choses (2). »

C'est un historien qui parle. Ecoutons un philosophe : « En somme, nous croyons avoir établi que
« l'hérédité psychologique a sa cause dans l'hérédité
« physiologique et qu'on ne peut raisonnablement le
« contester. Ce qui ressort clairement de ces recher-
« ches, et qu'on ne saurait se lasser de répéter parce
« que ce point est capital : c'est que l'hérédité, c'est
« l'identité dans la mesure du possible, c'est un
« même être. « La cause de l'hérédité, comme le dit
« Hœckel, c'est l'identité partielle des matériaux qui

---

(1) Si, au lieu d'*historique*, on disait : « *physiologique* » ou « *pathologique* » la phrase paraîtrait conçue tout entière en vue de ce
travail.

(2) Gustave Le Bon, *La civilisation des Arabes.*

« constituent l'organisation du parent et de l'enfant,
« la division de cette substance lors de la reproduc-
« tion. » En réalité, l'hérédité ne doit être considérée
« que comme une forme de croissance, analogue à la
« division spontanée d'une plante unicellulaire de
« l'organisation la plus simple (1). »

L'hérédité d'ailleurs a été recherchée, suivie,
prouvée dans les maladies les plus diverses et l'on
pourrait dire qu'il n'est pas un seul département du
territoire pathologique où l'on n'ait décelé sa trace
et retrouvé l'empreinte de son pied puissant. En
1849, déjà, rendant compte d'un travail de Begbie,
le regretté M. Lunier (2) insistait sur des observations établissant d'une façon péremptoire, dans une
famille, *l'enchevêtrement héréditaire* (qu'on me per-
mette l'expression) du rhumatisme, des lésions car-
diaques, de la phthisie et de la chorée, observations
sur lesquelles s'appuyait Begbie pour conclure que
la relation de la chorée et du rhumatisme se trouve
dans une condition morbide du sang qui appartient
à la constitution rhumatismale et que la maladie
peut tout aussi bien survenir chez des individus qui
ont hérité de cette diathèse que chez ceux qui sont
actuellement atteints de rhumatisme avec ou sans
altération du côté du cœur : — qu'enfin ces deux

---

(1) Th. Ribot, *L'hérédité*.
(2) Begbie, *Remarques sur les rapports du rhumatisme et de la chorée et sur le traitement de cette dernière maladie* (*Annales médico-psych.*, I, p. 144).

affections trouveraient leur source dans une même
altération spécifique du fluide sanguin. « La ques-
« tion que soulève ici M. Begbie, ajoutait M. Lunier,
« ne doit point être considérée comme ayant trait à
« un fait morbide isolé. Nous croyons qu'on pour-
« rait, plus encore qu'il ne l'a fait, généraliser cette
« analogie que semblent avoir entre elles certaines
« affections si différentes par leurs symptômes. N'y
« aurait-il pas réellement, comme Baillarger semble
« l'avoir entrevu, n'y aurait-il pas, disons-nous,
« entre toutes les maladies héréditaires un rapport
« tel que l'une de ces maladies existant dans une
« famille établirait une prédisposition héréditaire à
« toutes les autres ? L'éducation physique et intellec-
« tuelle ferait le reste ? Les observations du médecin
« anglais et les faits nombreux que nous avons eu
« l'occasion d'observer depuis plusieures années
« militeraient singulièrement en faveur de cette
« manière de voir. Il y a à faire sur cette question
« des recherches dont les résultats offriraient, nous
« n'en doutons pas, un grand intérêt. »

Plus récemment je recueillais à une leçon d'un de
nos jeunes et plus sympathiques agrégés (1) des notes
que je résume ici en quelques lignes : « Vous et moi
nous avons une machine semblable dans ses diverses

---

(1) Landouzy, cliniques médicales de la Charité, en remplacement
de M. le professeur Hardy, *De la lithiase rénale* (samedi, 20 septembre 1874).

pièces et comme ensemble ; mais, à égalité de pistons, de cylindres et même de vapeur, nos machines ont un rendement différent : le père transmet à son fils une manière de travail et de manufacture semblable à ceux dont il dispose lui-même. Le père a-t-il une tendance à un moindre rendement, à une combustion moindre de ses acides gras, le fils hérite fatalement de ces prédispositions. Bien plus : par suite des conditions sociales où se trouvent également le père et le fils (ce dernier pendant sa jeunesse au moins et souvent pendant son adolescence entière) le père impose à sa progéniture sa manière de vivre, de manger, de dormir et par là même augmente d'autant les prédispositions naturelles. En résumé : hérédité de dispositions d'abord et ensuite développement continu et forcé de ces dispositions. »

Un de mes amis m'a communiqué une observation d'hérédité — à époque fixe — pour les ongles incarnés. J'en possède une, personnelle, d'hérédité — à époque fixe également et sans causes occasionnelles justifiées — de hernie inguinàle.

En bien cherchant, en faisant appel surtout aux remarques endormies dans les cartons ou simplement dans les souvenirs des praticiens (voire et peut-être surtout des plus modestes, de ceux qui, moins occupés, ont tout le loisir d'observer) on trouverait, je crois, l'hérédité en tout et partout.

Si elle est quelquefois si pénible à démêler dans les maladies mentales, ne serait-ce point précisément

parce qu'en vertu même du discrédit fatal qui plane
sur ces affections, on en cache plus soigneusement
les origines, soi-disant humiliantes, compromet-
tantes toujours ? Ne serait-ce point encore cette obnubilation involontaire et irrémédiable produite par
les sentiments affectifs, et enfin un secret intérêt,
une connivence à ne pas trop démasquer chez les
autres ce que l'on craint de rencontrer chez soi-
même ? Il en est de l'égoïsme comme de la vanité :
placez-leur sur le nez les plus fortes lunettes, ils
baisseront les yeux pour voir encore à leur guise !
J'ai entendu des pères de famille éclairés, des
médecins s'étonner de la mort de leurs enfants ou
de leur débilité, en accuser tout et tous excepté la
syphilis ancienne et sans cesse renaissante dont ils
portaient, évidentes pour tout œil exercé, les traces
indélébiles. Un praticien distingué, ayant traduit un
remarquable ouvrage italien de syphiliographie et
juré autrefois de ne pas se marier parce qu'il était
pourri jusqu'aux moëlles (*sic*), s'attachait plus tard
à la chaîne fatale, et accusait le climat alpestre de la
faiblesse de ses enfants; il maudissait de ne les pas
guérir les eaux thermales dont il était l'inspecteur,
eaux qu'il avait toujours et justement vantées et
qu'à tous ses clients il avait (sur de probants exemples) recommandées comme infaillibles !

Le professeur Verneuil avait-il trouvé beaucoup
de résignés parmi les prédestinés du cancer lorsqu'il écrivait : « La diathèse n'est ni une maladie,

« ni une cause de maladie, c'est une disposition à la
« maladie (1) ? »

L'hérédité existe et, souveraine impitoyable, elle
domine et résume presque toute la pathogénie des
troubles intellectuels. « Elle donne pour ainsi dire
« la clef de tous les délires en dévoilant l'existence
« d'une diathèse névropathique qui forme, suivant
« l'expression si pittoresque de Marchal de Calvi,
« un de ces grands courants pathologiques qui par-
« courent et déciment certaines familles (2). » Que
de dénégations, que de controverses évitées si Moreau s'en était tenu là ! Pourquoi donc chercher, en
voulant tout obtenir, à se faire tout refuser ? Je sais
qu'il existait alors tout un courant qu'il fallait vigou-
reusement rencontrer, que certaines théories, dont
beaucoup s'étaient engoués, ne tendaient à rien
moins qu'à faire verser la pathologie nerveuse dans
la psychologie pure et que, pour un peu, on aurait
prôné les aumoniers des asiles comme les meilleurs
médecins. Etait-ce le cas néanmoins d'une pareille
insurrection scientifique et oubliait-on qu'il arrive
plus fréquemment de trouver la vérité répartie,
selon des propositions variables, en 3 ou 4 idées différentes, que rassemblée en une seule ? Combien de
fois même les opinions ne différent-elles avec tant
d'acharnement que par celà précisément que chacune contient sa parcelle de vérité ?

---

(1) Verneuil, *De la diathèse néoplasique.*
(2) Moreau de Tours, *Folie névropathique*, p. 10.

Combien plus prudent Morel, qui pourtant affichait en tête de la première classification vraiment scientifique que nous avons eue le grand groupe des folies héréditaires ! et non ?

« Quelle que soit l'intensité, dit-il, et même la « spécificité des causes, il est un fait capital qu'il ne « faut pas perdre de vue, soit que l'on étudie les cau- « ses dans leur action prédisposante générale ou dans « leur action prédisposante individuelle ; ce point « c'est l'hérédité. On peut dire que l'hérédité jouit « d'un double privilège : tantôt l'hérédité est une « cause prédisposante, en ce sens que les individus « qui portent en eux-mêmes le germe des transmis- « sions de mauvaise nature sont plus aptes à con- « tracter telle ou telle affection mentale et cela sous « l'influence des causes les plus insignifiantes ; « tantôt l'hérédité est une cause déterminante, en ce « sens que les individus sont frappés congénitale- « ment d'un état maladif qui les classe irrévocable- « ment dans la catégorie des dégénérés de l'espèce « humaine. »

Nous voilà bien près de l'aphorisme chéri de Legrand du Saulle : « L'hérédité transmet, mais le « plus souvent elle transmet en transformant (1). » ou encore : « Les ascendants ne transmettent pas la « maladie mais la prédisposition (2). » Et je me rap-

---

(1) Leçons de la Salpétrière, avril et mai 1883.
(2) *Idem, ibidem.*

pelle avec quelle insistance il revendiquait les fils d'apoplectiques comme candidats, hélas ! trop souvent sûrs de réussir..., à la paralysie générale.

C'est la même idée qu'exprimait, d'une façon plus énergique et plus frappante, M. le professeur Ball en disant qu'il *n'y a pas de folies héréditaires, mais seulement des fous héréditaires*. S'il est vrai qu'il n'y a que des *malades* et pas de *maladies*, et si cet aphorisme est applicable aux maladies ordinaires, à plus forte raison l'axiôme, disons-le, la loi établie par M. Ball est-elle exacte et juste jusque dans ses dernières conséquences. Elle résume toute la clinique mentale et indique aux novateurs trop pressés la vraie, la seule ligne à suivre pour ne pas s'égarer dans leurs inductions.

Briquet (1), étudiant l'étiologie et l'hystérie, citait comme prédisposés non seulement les sujets issus d'hystériques, mais ceux qui sont nés d'épileptiques, d'aliénés, d'hypochondriaques, de sourds et d'aveugles de naissance, enfin de parents qui ont été frappés d'apoplexie ou d'une maladie cérébrale quelconque. Le profond sens clinique de cet auteur est suffisamment connu de tous pour qu'il ne me paraisse oiseux d'insister plus longuement : je rappellerai simplement que c'est précisément là ce que j'ai demandé plus haut (2) la permission d'appeler : « *l'enchevêtrement héréditaire* ».

---

(1) Briquet, *Recherches sur l'hystérie.*
(2) Voir page 13.

J'ajouterai qu'en résumant ces idées, venues d'hommes et de points si divers, sur une théorie qui, ainsi mitigée et modifiée, me paraît absolument inébranlable, je n'ai la prétention ni l'espoir de convaincre tout le monde. « Les hommes étrangers à la « science médicale nient ou exagèrent l'hérédité « selon la tournure habituelle de leur esprit, selon « leur degré d'ignorance ou selon les circonstances « de leur propre généalogie. Or il est difficile de « convaincre quelqu'un qui ne sait pas, qui n'est pas « désireux de savoir ou qui a surtout intérêt à ne « pas savoir (1). » Il est particulièrement dangereux et pénible d'avoir affaire à des hommes qui, ignorants des méthodes propres aux sciences d'observation et de leur fonctionnement nécessairement lent s'il veut être sûr, ont la prétention de se voir tout expliquer et de suite, quand leur suffisance ne va pas jusqu'à vouloir suppléer par leurs propres ressources aux hésitations légitimes du spécialiste. Et c'est un des meilleurs signes pathognomoniques de notre siècle que cet empressement réellement maladif, siècle de nerveux qui ne peuvent attendre et compromettent les résultats pour les avoir exigés trop rapides. Le furieux amoncellement que nous faisons de théories et d'hypothèses, au lieu d'éclairer le chemin de l'avenir, enténèbre l'horizon de bru-

---

(1) Legrand du Saulle, *La question de l'hérédité morbide devant les Cours d'assises* (*Société méd.-psych.*, 25 juin 1883).

mes chaque jour plus épaisses, à travers lesquelles la science, inquiète, ralentit et parfois suspend sa marche.

Je passe aux observations. — J'ai tâché, tout en restreignant leur nombre, de les choisir claires, variées, probantes, touchant toutes droit au même but et par des chemins différents.

OBSERVATION I (personnelle).

Triple enchevêtrement de la diathèse héréditaire.

Père alcoolique, joueur, débauché, point méchant foncièrement, mais faisant passer avant tout la satisfaction de ses appétits personnels.

Mère profondément honnête, extrêmement intelligente, d'une activité presque fièvreuse et sans arrêt. *Très nerveuse.* — Elle a fait, sans le secours de son mari et, pour ainsi dire, malgré lui, une très belle fortune dans l'industrie, mais a toujours, quoique principalement dans ses dernières années, passé pour extravagante. Crises hystériformes.

Trois garçons, tous bien portants et arrivés actuellement à un âge assez avancé.

Tous les trois sont nés à peu de distance les uns des autres, 1 an 1/2 à 2 ans d'intervalle. Ils font des études brillantes et entrent tous dans la carrière militaire. Ils arrivent rapidement et presque ensemble au grade de capitaine dans leurs armes respectives.

A 50 ans, l'aîné, sans aucune cause occasionnelle sérieusement incriminable, est frappé de paraplégie. Inutilité de tous les traitements : actuellement (soit 26 ans après le début du mal), caractère aigri, fantasque (ce dont, certes, je ne fais ni un crime au malade, ni un argument pour la théorie), intelligence intacte.

Le troisième, sobre jusqu'à 27 ans et donnant les plus grandes espérances, est un dypsomane effrayant. Renvoyé de l'armée pour indiscipline et scandale, il en est à sa douzième entrée dans un asile. — Il a commis de nombreux actes de violence et en est arrivé, dans un accès, à faire une tentative de meurtre sur sa mère pour laquelle il a toujours eu cependant un véritable culte.

Le deuxième a résisté jusqu'ici et est arrivé à un grade très élevé. Effrayé, au reste, et instruit par l'exemple de ses frères, il a évité tout écart et observé la plus scrupuleuse hygiène tant physique qu'intellectuelle.

Eh bien !... Il a dû abandonner son poste et son commandement pour aphonie nerveuse : pas de vice organique, pas de syphilis. Incurabilité constatée par nos premiers spécialistes. Il végète, retraité et vieilli avant l'âge, personnellement résigné, mais tremblant pour ses enfants, jusqu'ici d'ailleurs bien portants.....

Voilà donc trois malheureux prédestinés, dont deux n'ont rien fait pour aggraver leur situation, dont un a tout tenté pour la conjurer, trois prédestinés frappés, et sans appel, le premier à la moëlle épinière, les deux autres, l'un d'une façon directe, l'autre d'une façon indirecte et moins atroce, c'est vrai, à la cervicale !

OBSERVATION II (personnelle).

Hérédité transformée. — Mutilation.

B... Pierre, cultivateur, né le 25 mai 1828; écroué à la

---

(1) J'avais communiqué cette observation à mon excellent confrère, le Dr Félix, qui a bien voulu la publier dans sa thèse (Lyon, 1883, p. 29).

maison d'arrêt de Chambéry dans le courant de septembre 1867, sous prévention d'incendie. Admis à l'asile de Bassens le 16 octobre 1867, en suite du rapport médico-légal de M. le Dr François Fusier, directeur médecin en chef.

Père alcoolique. — Mère mystique, hallucinée. Le rapport établit l'existence *de la manie religieuse chronique*. « Cet état « mental est caractérisé par des conceptions religieuses déli- « rantes. Le prévenu subit ses impulsions comme des ordres « directs de Dieu ou des Saints et motive ses actions comme « étant toutes des émanations de la volonté divine; c'est « pour obéir aux ordres de la Divinité et pour édifier le « peuple, dit-il, qu'il a incendié. Il se considère comme un « instrument des arrêts divins...

« Il y a quelques années, le dit B., *afin de se soustraire « aux désirs de la chair et pour être pur et digne de Dieu « (sic)*, a pratiqué sur sa personne, au moyen d'une serpette, « l'opération de la *castration complète*, etc... »

· Le malade avait alors 18 ans environ et s'est mutilé le jour même du mariage de sa sœur.

D'après les renseignements qu'il fournit lui-même, il aurait fait au scrotum une ouverture suffisamment large et extrait ainsi les deux testicules. Une hémorragie assez considérable, avec perte de connaissance, fut arrêtée par les soins du médecin le plus proche.

L'examen le plus minutieux ne me permet de constater actuellement aucune cicatrice ; le pénis est normal ; les bourses sont légèrement rétractées.

Détail curieux : la voix du malade est claire, parfois inégale, comme à l'âge de puberté.

Absence totale de barbe.

Taille 1^m, 55.

Squelette peu développé.

En ce qui concerne la plus redoutable de toutes les formes d'aliénation mentale (j'ai nommé l'épilepsie), les observations que j'ai recueillies dans les auteurs, comme les miennes propres, sont tellement nombreuses, tellement concluantes, et partant l'embarras du choix si grand, qu'un résumé statistique me paraît de beaucoup préférable à un monotone défilé de faits pathologiques, toujours les mêmes sous leurs déguisements divers ; et l'on me saura gré, je l'espère, d'avoir pris cette statistique chez un éminent spécialiste dont l'autorité en la matière interdit d'avance toute discussion (1).

« L'épilepsie éveille en général dans l'esprit l'idée
« d'une affection caractérisée par des attaques con-
« vulsives avec cri, perte de connaissance subite,
« laideur du visage, convulsions des yeux, raideur
« et contorsions des membres, écume à la bouche,
« immobilité des pupilles. Mais je me hâte d'ajouter
« que, si l'on circonscrivait l'épilepsie dans ces
« symptômes, on courrait grand risque de mécon-
« naître la plupart des cas d'épilepsie, car rien n'est
« varié comme les modes de cette maladie, que l'on
« peut regarder comme essentiellement protéï-
« forme. . . . .

« L'hérédité de l'épilepsie est un fait contesté par
« un petit nombre d'auteurs, mais avéré par la
« plupart : l'épilepsie acquise est même héréditaire ;

---

(1) Auguste Voisin, article : *épilepsie*, Dictionnaire Jaccoud.

« c'est ce qu'ont établi des expériences intéressantes
« de Brown-Sequard d'où il résulte que des cabiais
« rendus expérimentalement épileptiques peuvent
« procréer des petits qui seront épileptiques. Si
« l'épilepsie acquise peut se transmettre par héré-
« dité, à plus forte raison cela est possible pour
« l'épilepsie héréditaire. Du reste, cette opinion a
« déjà été affirmée par Boerhäave : L'épilepsie
« peut être héréditaire et tenir à l'influence du père
« et de la mère, ou même des grands parents, la
« maladie manquant souvent chez le père, mais se
« transmettant du grand-père au petit-fils. . . .

« Portal, Boucher et Cazanvich, Beau, Esquirol,
« Herpin, Moreau de Tours, Trousseau, regardent
« l'épilepsie comme héréditaire et la considèrent
« même comme puisant sa source dans d'autres
« névroses, telles que l'hystérie, la folie, et dans les
« affections générales constitutionnelles. L'obser-
« vation m'a conduit aux mêmes résultats : c'est
« ainsi que sur 95 épileptiques, 12 avaient des anté-
« cédents scrofuleux et tuberculeux francs, 12 avaient
« des ascendants morts d'alcoolisme chronique ou
« sujets, avant leur mariage, à des habitudes alcoo-
« liques invétérées. J'ai pu m'assurer deux fois que
« la conception avait eu lieu en état d'ivresse. Parmi
« le reste des 95 malades, 44 avaient des anté-
« cédents névrosiques, tels que hystérie, chorée,
« affections que l'on voit se produire alternative-
« ment chez le même individu; aussi on pourrait

« dire que ce sont des modalités diverses d'un
« même état maladif. C'est ce que Villard a démon-
« tré par des faits très précis. On doit aussi se
« demander dans quelle proportion les enfants sont
« frappés dans une famille épileptique. Des obser-
« vations qui me sont personnelles il résulte que
« 17 ménages dans lesquels le père ou la mère sont
« épileptiques ont donné naissance à 35 enfants, et
« que, sur ce nombre, 16 sont épileptiques ou sont
« morts de convulsions. Quant à l'influence presque
« exclusive du père, mise en avant par Esquirol et
« répétée par Trousseau, elle n'est pas aussi absolue
« que l'ont dit ces auteurs ; l'alcoolisme mis à part,
« le père et la mère ont une influence égale... »

C'est le cas de rappeler l'importance qu'attache
Bernutz (1) à l'existence de l'épilepsie chez les ascendants comme cause d'hystérie chez les enfants, et
quelle gravité comme pronostic à la transformation
de l'épilepsie du père en hystérie chez la fille. Cette
dernière opinion se passe de commentaire : il serait difficile en effet d'affirmer plus clairement (2)

---

(1) Bernutz, article : *hystérie*, Dr Jaccoud.

(2) « M. Gustave Flaubert, dit Sénart dans son beau plaidoyer, est
« un homme d'un caractère sérieux, porté par sa nature aux choses
« graves, aux choses tristes... » N'est-il pas légitime de supposer
que, sans parler de sa vie intime, tout autre eût été le tour d'esprit
du grand romancier, si, fils de médecin, il n'avait connu toute
l'étendue du mal qui le frappait, s'il n'avait, selon sa belle expression qui ne s'applique à personne si bien qu'à lui-même, senti ses
projets de bonheur qui craquaient au vent comme des branchages
morts?

sa croyance à l'enchevêtrement héréditaire qu'en s'empressant d'en signaler la gravité toute spéciale.

Je sais bien que l'on pourra m'accuser, sinon de choisir avec trop de soin des faits absolument favorables à la théorie (reproche à l'abri duquel je me crois d'ores et déjà, puisque je me suis engagé à fournir, aussitôt après l'exposition des faits, quelques moyens pratiques d'y remédier ou de les prévenir), du moins d'avoir mes auteurs préférés et surtout de ne les prendre que parmi les aliénistes ou à peu près. Je reviendrai donc (car on ne saurait trop insister sur ce point et écarter ce reproche) au chirurgien éminent que j'ai déjà cité (1) : « La diathèse « néoplasique est héréditaire. La chose a été exagé-« rée par les uns, mais niée à tort par les autres. Les « faits de Broca, de Walshe ne laissent aucun doute « sur la réalité. Mais il faut étendre aux autres néo-« plasmes ce qui n'a été guère admis que pour le « cancer. D'un père atteint de carcinôme pourra « naître un fils affecté d'épithélioma ou de fibrôme. « Une dame portait un cancer du sein : sa mère « avait eu un kyste de l'ovaire. J'ai opéré une dame « d'un épulis : son oncle présente un cancroïde de « la verge et sa mère un lipôme de la cuisse. Ce « qu'on peut résumer dans la proposition suivante : « Quand la diathèse néoplasique est dans une « famille, elle peut se transmettre aux descendants

---

(1) Verneuil, *loco citato*, voir p. 17.

« sous une forme anatomique semblable ou diffé-
« rente. . . . .
« . . . .
« La similitude des causes pathologiques n'en-
« traîne nullement la similitude des effets morbides.
« La contusion, agent pathogénique des plus sim-
« ples, engendre les affections les plus dissembla-
« bles, suivant qu'elle porte sur tel ou tel organe,
« sur tel ou tel tissu, ou qu'elle atteint, sur le même
« point du corps, le scrofuleux, le syphilitique, ou le
« rhumatisant . . . .
« .....Le terme de « famille » indique la commu-
« nauté d'origine des membres qui la composent; en
« pathologie, c'est la cause qui représente le mieux
« ce lien naturel et qui sert à former les groupes les
« plus homogènes. »

Legrand du Saulle (1), abandonnant une fois entre
tant d'autres sa spécialité (et son exemple est suivi si
souvent par tous les aliénistes sérieux que ceux-là
seuls qui ne les connaissent point les peuvent accuser d'être des casaniers scientifiques), Legrand du
Saulle, dis-je, insistait avec son énergie habituelle
sur le fait remarquable, et peu remarqué, de l'hérédité à forme atavique chez les goutteux.

Les horticulteurs (j'allais dire « les jardiniers eux-
mêmes », et peut-être aurais-je bien fait, car il ne faut
reculer devant rien pour convaincre ces rétifs de

---

(1) Legrand du Saulle, *loco citato*, voir p. 18.

bonne foi destinés, prédestinés à devenir nos plus fougueux partisans de demain), les horticulteurs et tous ceux qui se sont quelque peu sérieusement occupé de botanique savent que l'atavisme est chose trop exploitée en matière de culture pour rester à l'état de fait discutable.

Craignant de trop insister cependant, je me bornerai à ne retenir que ces quelques lignes du travail d'un praticien éminent qui n'est pas des « *nôtres* (1) : » « La tuberculose héréditaire se ma-« nifeste à un âge moins avancé que la tuberculose « acquise et sa transmission héréditaire existe dans « plus de la moitié des cas... L'extension de la mala-« die est préparée chez les ascendants par la coexis-« tence de la tuberculose et d'affections cachectiques « (paralysie générale, folie, idiotie, etc.) ; pour les « descendants, elle s'explique par la fréquence de « la tuberculose pulmonaire, osseuse chez les uns, « et chez les autres par des arrêts de développe-« ment. »

... Voilà, je le crois, l'enchevêtrement héréditaire suffisamment démontré. Je tiens toutefois, pour ne point paraître partial, à présenter 3 cas au moins, et non des moins intéressants, d'hérédité directe... :

Quelques années se sont à peine écoulées depuis le jour où la France perdit le soldat austère et

---

(1) Leudet (de Rouen), *La tuberculose pulmonaire dans les familles.* Communication à l'Académie de médecine (séance du 14 avril 1885).

modeste dont la place était depuis longtemps marquée à la tête de notre avant-garde vengeresse...; en frappant du même coup le général dans son existence, la patrie dans son affection et son espoir les plus chers, l'impitoyable hérédité n'avait même pas su faire grâce d'une année (1) !.... . ...

..... Je n'ai pas osé, par respect pour ce grand défunt, encadrer son cas dans une observation vulgaire. Au reste il appartient à la pathologie pure.

Voici un double exemple, ressortant directement de la pathologie mentale :

OBSERVATION III (2).

Double suicide. — Hérédité directe du côté maternel.

La jeune femme qui s'est suicidée jeudi dernier à la barrière d'Italie s'appelait Rosalie T... Elle était née à Tours de parents Anglais; son père se rattache par ses services à la marine britannique, mais l'on ne sait pas à quel titre; il vivait dans l'isolement et l'économie, quoique possédant une

---

(1) Extrait du *Moniteur universel* du 7 janvier 1883, p. 23, 2ᵉ al. : « Les hommes de l'art ne purent donner que l'explication de la « mort; le général Chanzy avait succombé à une attaque d'apoplexie « foudroyante. Le médecin de la famille fit observer que le père du « général, ancien officier de cuirassiers sous le premier Empire, « était mort de la même façon et au même âge. On se rappela « d'ailleurs, dans l'entourage du général, une phrase échappée ces « jours-ci à Mᵐᵉ Chanzy, qui disait : « Nous sommes si heureux que « cela me semble ne pas pouvoir durer; mon mari arrive à la « soixantaine et son père ne l'a pas dépassée!... »

(2) *Revue médico-légale des journaux judiciaires*, août et septembre 1847.

certaine fortune; il avait un fils et deux filles. Un jour sa
femme fut trouvée pendue dans la cave de sa maison et la
justice constata que cette strangulation était le résultat
d'un suicide. — L'une de ses deux filles, Isabelle T..., enten-
dant vanter les vertus d'un Français que fréquentait son
père, s'éprit de la plus étrange passion pour un homme qui
avait 30 ans de plus qu'elle. Elle avait rêvé un mariage et,
quand l'impossibilité lui en fut démontrée, elle s'empoisonna
à petites doses et mourut le 23 septembre 1837. Des lettres
touchantes d'Isabelle apprirent à la justice le secret de ce
suicide, et, chose singulière, ces lettres, empreintes d'un
profond sentiment religieux, témoignaient de la pureté de
son cœur et de sa tendresse filiale..... Après un séjour de
quelques années à Jersey, M. T... revint encore à Tours avec
sa fille Rosalie dont le caractère, également disposé à l'exaltation, était plus énergique que celui de sa sœur. Des chagrins domestiques la portèrent, elle aussi, à s'empoisonner ;
quelques personnes qui lui portaient intérêt intervinrent et
pénétrèrent auprès d'elle. Celle-ci refusait tous les secours
et voulait se laisser mourir de faim pour compléter l'effet du
poison. Après une longue lutte de près de 2 mois, elle con-
sentit à vivre et à se laisser transporter à l'hospice; elle s'y
rétablit lentement et ce ne fut qu'après plusieurs mois que
sa constitution robuste triompha de la désorganisation
apportée chez elle par le poison... Au bout d'un an elle sortit
de l'hospice, se fit catholique chez les religieuses de Bour-
gueil et se plaça successivement dans 2 maisons religieuses.
Une position précaire, des chagrins de famille ajoutaient à
ses dispositions au spleen. Elle n'était que depuis peu de
jours chez les dames du Sacré-Cœur lorsqu'elle leur demanda
à visiter leur maison-mère à Paris. A peine y fut-elle arrivée
qu'il paraît qu'elle s'empoisonna dans ce même mois de septembre où sa sœur s'était empoisonnée... Les faits racontés

par la *Gazette des tribunaux* suffisent pour nous faire apprécier le véritable état des facultés intellectuelles chez les demoiselles Isabelle et Rosalie T... Toutes les deux ont un caractère exalté : Isabelle, jeune, riche, vertueuse, s'éprend d'amour pour un homme qui avait 30 ans de plus qu'elle. Dans sa position cet acte est plus que bizarre, et enfin elle se suicide. Rosalie, celle qui vient de mourir à Paris, tente une première fois de se donner la mort et, malgré les plus vives instances, elle persiste quelque temps dans ses projets et veut se laisser mourir de faim. Puis elle revient à des idées plus raisonnables ; elle change de religion, montre une certaine versatilité dans le choix de la maison qu'elle veut habiter ; elle vient à Paris et s'empoisonne de nouveau. Il est fort probable que l'habitation de Rosalie T... dans des maisons religieuses a puissamment contribué à hâter la terminaison funeste de la vie, en ajoutant au spleen dont elle était atteinte les habitudes d'une vie contemplative. Peut-être des affections de famille auraient-elles étouffé des sentiments que le cloître n'a fait que développer, et, en attendant, un établissement convenable, une maison de santé offrait dans tous les cas à mademoiselle T .. des avantages aussi nombreux que les inconvénients du monastère.

OBSERVATION IV (personnelle).

G..., 57 ans, forgeron, père de famille, 3 enfants. Admis à l'asile de Bassens le 24 novembre 1881.

Certificat de quinzaine. — L'hérédité est la cause prédisposante de la lypémanie dont ce malade est atteint depuis 5 à 6 mois. La mère a été aliénée et un de ses frères a mis fin à son existence par la pendaison, circonstance qui a été la cause déterminante de la folie chez le malheureux actuellement à l'asile. Un délire triste avec des idées de persécution, délire entretenu par des hallucinations de la vue et de l'ouïe caractérise son état mental. Il croit être l'objet de poursuites judiciaires, être condamné à mort et, sous la pression de ces idées délirantes, il subit presque périodiquement des impulsions meurtrières; sans un prompt secours, la vie de sa femme et de sa belle-mère auraient été compromises... Guérison très incertaine. 4 jours après son entrée à l'asile, tentative de strangulation sur l'infirmier qui le conduisait à sa cellule. — Refus de travail, refus de médicaments, horreur des bains; illusions et hallucinations constantes, particulièrement de l'ouïe; prend les propos les plus insignifiants des malades qui l'entourent pour des injures... Lypémanie anxieuse; dépérissement assez rapide.

Le frère de G... s'est pendu à l'âge même où se sont manifestés chez ce pensionnaire de mon ancien service les premiers symptômes indéniables de désordres cérébraux. Faut-il ne voir dans ce fait qu'une simple coïncidence? J'estime que ce serait prendre un peu trop facilement son parti des choses et faire preuve au moins de quelque légèreté, et j'incline à y voir, sinon une conséquence pathologique absolue, au moins le résultat d'un état d'obsession morbide, obsession à laquelle une date funeste serait venue donner son summum d'intensité. Un second point et plus important encore est à relever ici: La mère est aliénée; un fils s'est suicidé; le second est homicide, ou du moins n'a rien négligé pour le devenir. Voilà encore de la transfor-

mation diathésique la plus pure. Qu'est-ce que l'avenir, trompant peut-être la meilleure des surveillances, réserve à cet infortuné? Hésitera-t-il, maintenant lancé? Choisira-t-il entre la route fraternelle et celle qui lui a été à lui-même tracée par le destin? La démence pourrait bien lui éviter de trancher lui-même la question?. . . . .
. . . .

Dans la séance du 5 décembre 1883, M. le professeur Terrier présentait à la Société de chirurgie, de la part de M. Villeneuve fils (de Marseille), une observation particulièrement intéressante. La discussion qui suivit est si remarquable, elle renferme tant de faits curieux et inédits pour ceux qui tiennent à rester, quand même, les profanes de la science mentale, que je la résumerai brièvement sous forme d'observations. Ces faits, d'ailleurs, et les opinions qui leur font escorte, ont le mérite grand de venir uniquement de chirurgiens, et personne n'accusera (que je sache!) ces messieurs de partialité en notre faveur.

OBSERVATIONS V, VI, VII, VIII.

Une jeune fille de 21 ans, dont la mère avait eu autrefois des attaques nerveuses mais qui, personnellement, n'avait jamais rien présenté de semblable, se fait enlever une petite tumeur du sourcil droit et demande qu'on la chloroformise. Pendant l'opération, alors que l'anesthésie était à peu près complète, apparaît une crise hystérique violente qui se renouvelle 8 jours après. A partir de ce moment, les accès se reproduisirent tous les jours, puis 2 ou 3 fois par jour. A ces accidents ne tarda pas à se joindre une éruption érythémateuse autour de la cicatrice et cette éruption se renouvela à chaque époque menstruelle. L'état de cette malade s'améliora sous l'influence d'un traitement approprié, mais les accidents ne disparurent point complètement.

Pour expliquer la première crise, M. Terrier fait intervenir trois facteurs, l'émotion vive, l'anesthésie, le traumatisme.

L'influence des émotions vives sur le développement des accidents nerveux est trop connue pour qu'il songe à y insister. Pour l'être moins, l'influence de l'anesthésie n'en est pas moins incontestable et Charcot la déclare extrêmement fréquente chez les malades qui ont déjà eu des attaques et même assez commune chez celles qui n'en ont jamais eu. Il rappelle en passant que Marie a rapporté le fait de malades qui font intentionnellement usage d'éther pour provoquer l'apparition de phénomènes hystériques de forme libidineuse. Toutefois, conclut M. Terrier, ces deux causes n'ont pas suffi chez notre malade à provoquer la première crise : il a fallu qu'il s'y ajoute l'action du traumatisme. L'influence de cette dernière cause sur des individus d'ailleurs prédisposés a été signalée pour la première fois par Brodie, et cet auteur a fait remarquer que tantôt ce sont des accidents locaux, tantôt des accidents généraux que l'on observe. Parmi les accidents locaux, Charcot a signalé sous le nom d' « Hystérie locale » de l'hypéresthésie cutanée, des douleurs profondes irradiées, de la contracture permanente et tenace de quelques groupes musculaires ou même d'un membre tout entier, plus tard de l'analgésie, de la parésie, etc. Quant aux accidents généraux, ils s'observent plus rarement; néanmoins ils sont possibles et l'observation présentée par M. Villeneuve en est une éclatante preuve. Cette observation est encore intéressante au point de vue de l'éruption érythémateuse développée autour de la blessure et se manifestant par poussées successives à l'époque des règles. Les faits de ce genre sont assez bien connus depuis les travaux de Charcot, Mitchell, Morckouse et Keen, Paget. Très certainement il s'agit de l'herpès traumatique signalé par Verneuil et qui est dû probablement à une névrite. Dans ce cas particulier, on peut admettre qu'à la cause locale est venue s'ajouter une prédisposition constitutionnelle, laquelle se faisait plus vivement sentir pendant la période menstruelle.

A propos de cette observation, M. Verneuil cite le cas de deux jeunes filles qui tombées, l'une sur le genou, l'autre sur la hanche, sans être ni l'une ni l'autre effrayées de leur chûte d'ailleurs insigni-

fiante, virent se manifester bientôt un état névropathique des plus accentués. Chez l'une, pas d'apparence d'hystérie antérieure, pas d'antécédents
héréditaires : après 6 mois de contracture tout revient
à l'état normal sous l'influence d'inhalations de chlo-
roforme : chez l'autre, fille d'aliénée et sœur d'une
personne très excitable, le traitement le plus énergique est resté absolument sans résultat.....

La compétence toute spéciale en la matière de
M. Pozzi donne une importance que personne ne
contestera à la déclaration qu'il fait comme conclusion : « Les divers cas qui viennent de nous être
« signalés peuvent être considérés comme se rap-
« portant à des rappels de diathèses, jusque-là la-
« tentes, sous l'influence du traumatisme. En inter-
« rogeant avec soin de semblables malades, il est
« bien rare que l'on ne trouve pas, parmi leurs anté-
« cédents personnels ou héréditaires, quelque cir-
« constance qui donne la raison des accidents obser-
« vés... Des phénomènes analogues peuvent se
« produire chez les scrofuleux, les rhumatisants,
« etc... J'ai pu observer dernièrement un enfant de
« 8 ans, fils d'une mère rhumatisante, et chez
« lequel, 2 jours après l'opération de la circoncision,
« on pouvait constater une attaque de rhumatisme
« généralisé. »

Sous la rubrique « *Observation d'une chorée trai-
tée avec succès par l'Electro-Acupuncture par le*

Dr Giuseppe Milani » M. Lunier a publié (1) l'observation ci-dessous :

OBSERVATION IX.

A. B..., âgée de quinze ans, non réglée, au teint pâle, aux cheveux et aux yeux noirs, assez bien développée, offrant une légère incurvation en avant de la colonne vertébrale, n'avait encore eu d'autre maladie qu'un érysipèle ambulant qui avait parcouru tout le corps, à l'exception de la tête.

Le père de cette jeune fille, homme nerveux, d'une taille moyenne, était adonné à tous les excès, et spécialement aux boissons alcooliques et aux plaisirs vénériens ; à quarante-quatre ans on observa chez lui une espèce d'engourdissement des fonctions locomotrices et des facultés intellectuelles ; il était, en outre, affecté d'une amblyopie amaurotique.

Vers le milieu du mois d'octobre 1847, les parents remarquèrent chez leur fille une certaine inquiétude et quelques mouvements désordonnés, brusques, involontaires. On n'y fit pas d'abord attention ; mais peu à peu le mal augmenta d'intensité, et, au bout de quelques jours, il ne fut plus possible de méconnaître l'existence d'une chorée générale des plus prononcées. La seule cause à laquelle on pût attribuer cette maladie était la vue fréquente d'un homme affecté de la même infirmité qui passait souvent devant la maison du père de la jeune fille, et s'y arrêtait quelquefois pour demander l'aumône.

A sa première visite, M. Milani constata les symptômes suivants : amaigrissement et pâleur du visage, yeux brillants, flexion du corps en avant, mouvements convulsifs continuels et violents, secousses générales un peu plus pro-

---

(1) *Annales méd.-psych.* (tome II, 1850, p. 131).

noncées du côté droit; la malade ne pouvait conserver aucune position, et marchait par sauts et en traînant les jambes. Elle parlait avec beaucoup de difficultés et d'une manière à peine intelligible. La langue, affectée comme le reste du corps, était souvent portée hors de la bouche et obéissait mal à la volonté. A. B... ne pouvait travailler, ni serrer aucun objet dans sa main; elle faisait mille gesticulations inutiles pour porter les aliments à sa bouche. Les muscles des paupières, des yeux, des sourcils et des lèvres, les masséters, les ailes du nez, en se contractant convulsivement avec force, imprimaient au visage mille contorsions grotesques. Les contractions irrégulières des muscles du cou communiquaient également à la tête des mouvements désordonnés qui devenaient plus violents sous l'influence d'une vive émotion morale; la pauvre jeune fille en était tourmentée tout le jour : elle n'était tranquille que dans son lit. Du reste, elle mangeait avec appétit; les excrétions alvines étaient normales; mais il y avait quelquefois écoulement involontaire des urines, accident auquel, du reste, elle était sujette avant sa maladie. A. B... n'accusait aucune douleur, et la pression sur la colonne vertébrale ne démontrait nulle part une augmentation de la sensibilité. Rien de particulier dans les autres fonctions.

M. Milani donna d'abord de l'huile de ricin pendant deux jours consécutifs, pour débarrasser le canal intestinal; il fit une saignée de 10 onces, et prescrivit le carbonate de fer et la valériane comme nervins et dans le but de favoriser la menstruation. Au bout de douze jours, il pratiqua une nouvelle saignée de 7 onces, mais sans succès aucun. Il en fut de même du sulfate de quinine, du valérianate de zinc, de l'arnica et de l'application à la nuque d'un vésicatoire qu'on entretint pendant dix jours. Le calomel continué, pendant une semaine, détermina de nombreuses évacuations alvines;

mais la salivation obligea à le suspendre. Le docteur Filippi fut consulté : aussi peu confiant que son confrère dans les moyens pharmaceutiques, il conseilla l'électro-acupuncture. Comme depuis un mois tout traitement avait été inutile, on commença immédiatement l'emploi de cette nouvelle médication. On implanta une aiguille à la nuque, tantôt à droite, tantôt à gauche de la ligne médiane : on la fit communiquer avec le pôle positif d'une pile de Volta de neuf couples de la largeur d'un écu; une seconde aiguille, mise en communication avec le pôle négatif, fut successivement implantée dans divers points du corps, mais toujours du côté opposé à celui où était fixée l'aiguille de la nuque. Le liquide de la pile renfermait une partie d'acide sulfurique pour dix parties d'eau. On fit tous les jours une séance de six à huit minutes, en changeant à chaque minute la position des aiguilles, ou tout au moins celle de l'aiguille négative.

La malade étendue dans son lit, souffrait horriblement, s'agitait dans des contorsions énergiques et il fallait beaucoup de force pour la maintenir. A peine l'opération était-elle terminée qu'elle éprouvait une amélioration sensible qui, à la vérité, disparaissait en partie dans la journée. On implantait surtout les aiguilles dans les muscles extenseurs, qui étaient les plus faibles. Sous l'influence de ce traitement, l'amélioration devint de plus en plus sensible; le douzième jour, la maladie était de beaucoup diminuée, et au bout d'un mois, il en restait à peine quelques traces. De temps en temps seulement il survenait un mouvement brusque et désordonné du visage ou des membres; il restait, en outre, un peu d'engourdissement des facultés intellectuelles. On suspendit alors l'emploi de l'électricité, et l'on fit prendre à la malade beaucoup d'exercice en plein air. La force et la précision des mouvements revinrent peu à peu, et bientôt toutes les fonctions eurent repris leur régularité.

Deux indications sont à tirer de cette observation, je dirai mieux : deux exemples frappants à l'appui de la thèse que je soutiens.

J'ai affirmé la prédestination par hérédité? Et qu'est-ce donc que le cas de ce père, affreusement débauché qui, devant arriver lui-même et de bonne heure à une dégradante obnubilation des facultés intellectuelles et physiques, lègue à sa fille une susceptibilité nerveuse exagérée? A-t-il été père à un âge où son système nerveux, ébranlé déjà ou maladif, ne pouvait se transmettre à sa progéniture qu'avec ses défauts acquis d'exaltation et d'instabilité? Ou la nature, cruellement généreuse, lui a-t-elle permis d'être père encore à une époque où, en dépit de l'influence maternelle, l'enfant ne devait naître qu'avec une faiblesse héréditaire et une insuffisance de résistance palliées, pour un temps seulement, par des apparences vigoureuses, comme un ressort insuffisamment trempé qui se rompt au premier travail? L'observation omet de le dire et c'est chose d'ailleurs de fort mince importance. Je ne veux retenir de tout celà que deux faits : celui, absolument incontestable de la prédisposition innée (prédestination), et celui, non moins remarquable de l'entrecroisement des névroses (chevauchement).

Quant à la seconde indication, elle est si concluante vraiment et si indéniable dans ses conséquences qu'à peine la soulignerai-je d'un trait discret. Pour quiconque en effet a pratiqué les asiles,

nombreux sont les souvenirs de malades dont l'in-
coërcible agitation avait rapidement épuisé la série
tout entière des sédatifs et fait mentir elle-même la
réputation, si incontestable pourtant, de l'hydrothé-
rapie. Combien d'entre eux n'ont pas été presque
subitement, et plus d'une fois d'une façon durable,
calmés par un vésicatoire, un cautère, un séton ?
Reconnus de tout temps et de tout temps discutés,
ces faits n'ont point encore reçu une sérieuse et défi-
nitive interprétation. Expliquerait-on plus facilement
l'effet presque merveilleux de l'acupuncture chez la
jeune A. B... ? J'ai peine à le croire, et, quoi qu'il en
soit, il n'en reste pas moins acquis que des maladies, justiciables des mêmes traitements et dans des
conditions identiques, doivent être analogues dans
leurs causes ou tout au moins ont bien des chances
de l'être. Le vieil adage n'a point encore perdu de sa
valeur : *Naturam morborum medicationes osten-
dunt!*

Je me suis occupé jusqu'ici des formes pathologiques nettement définies, à contours francs, à arêtes
vives. Je voudrais maintenant dire deux mots de
ces formes indécises, silhouettes embrumées, passant et repassant, s'échappant d'un bond d'autant
plus agile qu'elles semblent plus à portée; j'ai
nommé les névroses !

Fantasques, inconstants, volant en moins d'un
instant du désespoir à la joie, si bien qu'une larme

mouille encore la fossette que creuse déjà le rire, nous en avons tous connu de ces êtres charmants et cruels, désespoir des familles, plaies des sociétés, bêtes noires des médecins, de ces êtres, en un mot, si mal partagés qu'ils sont eux-mêmes leurs pires ennemis en attendant de devenir ceux de tout le monde. Névrose !... Ce mot, qui devrait être de notre siècle, date de 1787. Le premier qui l'écrivit fut Cullen (1). Je ne sais quels sourires sceptiques ou quelles indignations il déchaîna ; toujours est-il que voici la définition fournie par l'inventeur : « *Sensus* « *et motus læsi, sine pyrexia, sine morbo locali.* »

Je vais, pour préciser, m'adresser à plus habile que moi (2) :

« Prenant d'abord l'enfant avant qu'il soit né,
« nous le voyons apporter avec lui dans la vie le
« germe d'un certain nombre d'affections névrosi-
« ques. Ce germe consiste soit dans un principe
« morbigène qui rendra la maladie nécessaire à un
« moment donné, soit dans l'aptitude du nouvel être
« à contracter des névroses semblables à celles dont
« ses parents ont été affectés. Dans le premier cas et
« suivant Axenfeld (3), l'hérédité est directe, et, in-
« directe dans l'autre. *Elle sera presque fatale et*
« *obligatoire dans la* 1ʳᵉ *circonstance, tandis que,*
« *pour la* 2ᵉ, *ses effets ne pourront pas se produire*

---

(1) Cullen, *Éléments de médecine pratique.*
(2) Luton, *Les névroses*, Dʳᵉ Jaccoud.
(3) Axenfeld, *Des névroses* (1863).

« *si l'occasion vient à manquer*. Il est à peine utile
« de faire remarquer que *l'hérédité surtout indi-*
« *recte, n'implique pas la reproduction exacte*
« *chez le descendant de la névrose de l'ascendant,*
« *mais bien seulement une singulière prédisposi-*
« *tion à être affecté des maladies nerveuses*. C'est
« ainsi qu'un père épileptique donne naissance à
« une fille hystérique, ou bien un enfant choréïque
« procédera de parents sujets à des accès nerveux et
« aura une sœur disposée aux convulsions par la
« seule influence menstruelle (1). D'autre part la
« névrose révélera sa nature diathésique en se tra-
« duisant sous forme de rhumatisme, de goutte, de
« cancer, et inversement (2). *D'ailleurs tous les*
« *auteurs s'accordent pour reconnaître le caractère*
« *héréditaire dans mainte névrose ou vésanie.*
« Villis (3) l'avait déjà constaté pour les convulsions;
« après lui, Tissot (4) l'a également proclamé dans
« ses ouvrages. Mais personne n'a abordé ce sujet
« avec plus d'autorité et d'ampleur que Prosper
« Lucas (5) à qui l'on doit sur cette question un
« livre d'une haute portée médico-philosophique et
« en même temps pratique, car l'auteur poursuit la
« démonstration du fait pour chacune des grandes

---

(1) L. Concato (1873).
(2) P. Berthier (1874).
(3) Villis (1667).
(4) Tissot (1770).
(5) Lucas (1850).

« névroses en particulier, la chorée, l'hystérie, le
« tétanos, l'épilepsie, la folie, etc…, et même pour les
« névroses viscérales, parmi lesquelles il range
« avec raison l'hypochondrie. De nos jours Trélat
« père (1), s'occupant d'un sujet qui est en quelque
« sorte une transition entre la vraie névrose et la
« folie proprement dite, nous voulons parler de la
« *folie lucide*, a reconnu l'empreinte de la transmis-
« sion héréditaire, avec toutes les variétés que nous
« avons admises, dans 43 cas sur 77. »

---

(1) Trélat, père (1861).

Je ne perdrai pas de temps à morigéner mes contemporains sur leur indifférence en matière d'éducation ; ils ne sont ni meilleurs ni pires que leurs devanciers et je n'oserais pas affirmer que leurs descendants vaudront mieux. Il n'y a qu'à s'incliner devant les faits. Or il est reconnu que tout bon paysan, vraiment digne de l'être (celui qu'on décorera du Mérite Agricole et qu'on fera maire de sa commune) donnera toujours plus d'attention à l'élevage de ses porcs qu'à l'instruction de ses fils. Il est reconnu que toute femme du monde (de celles que l'on remarque aux fêtes de charité, aux sociétés de bienfaisance, aux sermons) paiera toujours plus cher sa femme de chambre que la nourrice de son enfant. Il est tout aussi certain et reconnu que les gouvernements sages, ou réputés tels, continueront à encourager chez l'agriculteur cette édifiante substitution de l'affection paternelle, et que toute une partie de la bonne société ne cessera pas, tout en sauvegardant les apparences, de réserver son approbation tacite pour les mères qui ne le seront que de nom...

Il y aurait cependant, sans tenter l'impossible ni lutter contre l'irrémédiable, un moyen peut-être de conjurer le mal, de sauver les enfants de l'étiolement et d'enrayer l'hérédité. Ce moyen, je le résume en trois mots :

Interdire le surmenage.

Il y a longtemps déjà (le gouvernement impérial, alors dans sa splendeur, admettait peu les récriminations) un homme, un philosophe, eut le courage d'écrire un livre bien peu lu aujourd'hui, pour ne pas dire complètement oublié (1). Et pourtant des ouvrages nombreux de cet homme si décrié par ceux qui ne le connaissent pas, c'est, selon moi, sinon le meilleur, du moins le plus glorieux. La leçon a-t-elle été écoutée ? A-t-on sauvé des milliers d'enfants qui périssent chaque année par l'absence de leur mère ? A-t-on donné à ceux qui survivent un peu d'air et de soleil, des jeux, de la liberté, le temps de s'instruire deux heures par jour pour être vraiment des enfants et pouvoir devenir des hommes ? A-t-on préparé à la France la glorieuse et puissante armée du travail ?... On s'en est occupé dans une large mesure, je le sais, mais dans une mesure encore insuffisante. Je ne me dissimule pas qu'il leur sera toujours interdit, à ces pauvres êtres déshérités, rivés à l'usine ou à l'atelier comme le galérien à sa chaîne, qu'il leur sera interdit de grandir au franc soleil, d'emmagasiner dans leurs poumons assez d'air et dans leur petite âme assez de tranquillité pour leur permettre de respirer longtemps. Ce sont les captifs de la misère qu'aucune théorie ni réforme ne parviendront à supprimer jamais. Du moins pourrait-on leur fournir les moyens d'acquérir une santé physique et intellec-

---

(1) Jules Simon, *L'ouvrier de huit ans*, 2ᵉ édition, 1867.

tuelle convenable, et, faisant l'éducation de leur cerveau comme on fait celle des muscles, en diriger le travail vers les connaissances de première utilité pour eux, au lieu de le laisser se perdre en efforts disséminés, inutiles, toujours et trop souvent dangereux. « Chacun de nous, a dit Michelet (1), est devenu ce qu'ont voulu les circonstances, l'exigence des précédents, de l'éducation, la fatalité du métier. » Or l'enfant des grandes villes naît avec une sensibilité nerveuse qui le livre sans défense aux influences extérieures ; c'est un être délicat qui est bien plus le produit d'une civilisation excessive que celui de la nature. Il naît avec une petite tête qui est un appareil enregistreur d'une perfection inouïe et d'un travail effrayant : propos, spectacles, brutalités, caresses, tout est immédiatement noté, classé, étiqueté, et servira un jour. Quand, devenu grandelet, l'enfant ne se contentera plus des impressions qu'il reçoit et commencera à sentir le besoin d'en provoquer à son tour, il ira, avec cet instinct maudit qui fait la perte des nerveux, il ira, sans hésiter sur le chemin qu'il prend ni s'en écarter un instant, il ira là précisément où sont pour lui le danger et la mort.

En tout et partout, lectures, conversations, théâtre, drames de la rue, dans les détails même et les petites intrigues de sa vie qui commence, il cherchera l'émotion violente, la sensation brutale, en un mot :

---

(1) Michelet, *La femme.*

la secousse nerveuse. « Son imagination s'exalte ; il rêve de souffrir alors et de faire souffrir, pour obtenir cette vibration intime qui serait l'extase absolue de tout l'être (1)... » Il grandit encore un peu, et vous le voyez, débauché imberbe, salir ses voluptés et rechercher furieusement des raffinements de vieillard. Bientôt las, se faisant une gloire d'être blasé, il arrive à la dernière étape : il boit..., il boit non par plaisir comme un ivrogne, pas encore comme un dipsomane, il boit en sa qualité d'héréditaire (2).....

OBSERVATION X (personnelle).

Neyret est originaire d'Annecy ; ses parents le menèrent très jeune à Paris en s'y établissant eux-mêmes et lui firent apprendre le métier de bijoutier. Très laborieux et d'une intelligence remarquable, il devint rapidement un excellent ouvrier et gagnait largement sa vie. De caractère sombre dès l'enfance, taciturne, inquiet, mais surtout curieux et avide de tout connaître, il déploya pour s'instruire une activité prodigieuse et déjà maladive. Les cours du soir, les journaux et revues de toute nature, le théâtre étaient ses passe-temps favoris. S'échappait-il de l'atelier :

(1) Paul Bourget, *Essais de psychologie.*

(2) « Chez ceux qui sont voués à la folie, combien en est-il pour qui une dose relativement minime hâte son éclosion et modifie sa marche ! En thèse générale on peut dire que toute personne ayant des prédispositions à la folie supporte mal l'alcool. » Brouardel (Discussion sur l'alcoolisation des vins, Académie de médecine, séance du 23 novembre 1886).

c'était pour s'enfouir dans une bibliothèque et là ses ouvrages de prédilection étaient les traités de philosophie et surtout de philosophie religieuse, de physique, de médecine. Tout ce qui touchait au merveilleux l'intéressait particulièrement. Cagliostro était son héros, et je crois que tous les prestidigitateurs et toutes les somnambules ont dû connaître ce jeune original qui venait les admirer et au besoin leur demander des leçons. Les appareils phonographiques eurent le don d'attirer spécialement son attention et de la fixer pendant quelques mois..... Un beau jour, n'y tenant plus, il rassemble quelques économies, amassées sou par sou depuis longtemps au prix des plus dures privations, et quitte Paris. Il voyage pendant deux ans, parcourt l'Italie et l'Espagne : quand sa poche est à fond, il s'arrête dans quelque petite localité, donne une représentation de magnétisme, fait tourner les tables, écrire les crayons, évoque les parents des indigènes ahuris (je note en passant qu'il est absolument convaincu de l'authenticité de tous ces phénomènes), puis, l'escarcelle regarnie, reprend sa course vagabonde..... Il était revenu à Paris depuis quelques mois et avait repris son métier, lorsqu'un héritage, totalement imprévu, le fit possesseur d'une petite fortune. (Je ne sais s'il avait cherché autrefois la pierre philosophale?) Il achète des livres et quelques instruments de physique, et, sans égard pour les distractions que pourrait lui fournir la capitale, revient à son pays natal : c'est un petit village coquettement situé sur les bords du lac d'Annecy, gai et tranquille à la fois. Il s'y installe dans une maisonnette entourée de jolies dépendances, règle l'emploi de ses journées, tout heureux de se dire qu'il va vivre à la Jean-Jacques. « *Lascia le donne, Studia le matematiche!* » Malheureusement ce ne sont pas les mathématiques qu'il étudie, mais bien la philosophie encore et le magnétisme. Il fait des études de religion comparée et arrive, paraît-il, en ce moment, à un singulier degré d'exaltation. Il avait toujours eu au reste quelque tendance à boire.

C'est en ce moment précis que « la fatalité attachée à ses pas (c'est lui qui parle) vint le ressaisir, » et cela d'une façon bizarre. Neyret, matérialiste convaincu, n'allait pas à l'église. Le curé du village chercha à ramener cette brebis égarée, lui fit de douces remontrances : la brebis répondit par des arguments philosophiques, une discussion suivit, et le prêtre ne fut pas le plus fort. Neyret était fier de sa victoire. Le curé aurait alors,

> Tant de fiel entre-t-il dans l'âme des dévots?

insinué à ses ouailles que le nouveau venu était de mauvaise fréquentation. Neyret n'en attendit pas davantage et engagea la lutte. Il va dans les auberges, réunit les fortes têtes de l'endroit et commence à leur inculquer les saines idées philosophiques. Il leur parle de Kant et de Schopenhauer, et entre temps, de Gall et Lavater; il paie à boire surtout : ce dernier argument fait admettre les autres, et bientôt notre philosophe-apôtre atteint le but désiré : le dimanche, au moment de la messe, il fait chez lui une conférence, écoutée et religieusement arrosée, sur la libre-pensée! ....

Sur ces entrefaites, un voisin cherche querelle à Neyret pour une question mesquine de délimitation de propriétés. Neyret répond par le dédain. Alors commencent les vexations de tout genre, et bientôt le papier timbré de marcher. Dans son profond mépris pour la justice humaine et ses représentants, Neyret ne répond pas davantage. Assigné, il ne comparaît pas, et se trouve condamné par défaut. Le fait se reproduit deux ou trois fois, l'adversaire, malhonnête et retors, n'ayant garde d'abandonner partie si belle. Enfin, condamné de nouveau, se voyant lésé et obligé de payer les dépens, Neyret cherche à se défendre : il était un peu tard, il s'y prend mal et n'arrive pas à faire reconnaître ses droits. Il s'irrite, boit, écoute les perfides conseils du gendre de son ennemi. (Ce gendre, un des adeptes de Neyret, d'ailleurs, et une parfaite canaille, avait tout intérêt à se débarrasser de son beau-père). Bref, après de nouvelles vexations et un nouveau procès perdu, Neyret, étrangement exalté, disparaît pendant trois jours qu'il emploie à boire et à se laisser convaincre par le gendre susnommé qui, naturellement, avait eu bien soin de ne le pas quitter un seul instant. Il revient un soir, dans des dispositions qu'il est facile de deviner, rencontre son ennemi et le tue.

Le crime accompli (1), Neyret ne songe pas un instant à fuir (or il est bon de noter en passant qu'il était à deux pas de la Suisse et avait de l'argent à sa disposition) : il rentre chez lui, improvise une illumination dans sa maison, rassemble ses amis et leur annonce d'un ton emphatique que « la justice a fait son œuvre! » il leur fait un petit discours philosophique, puis les engage à boire et à rire, leur fait cadeau des objets de son mobilier qui peuvent leur plaire, se met à boire lui-même et joue du violon!... Le lendemain matin la gendarmerie arrive : Neyret se barricade, puis paraît à son balcon, armé jusqu'aux dents; on croit à une résistance désespérée : point! Il tire en l'air plusieurs coups de carabine et

---

(1) Dans le cours des débats, on a beaucoup trop insisté, selon moi, sur la cruauté inouïe avec laquelle ce meurtre avait été accompli. Neyret avait tué sa victime à coups de revolver, s'était ensuite précipité sur le cadavre et l'avait percé de 16 coups de couteau. Malgré les apparences, je ne peux consentir à voir là ni raffinement dans la vengeance, ni férocité. C'est la façon de faire au contraire de l'homme au cerveau mal équilibré qui hésite et lutte longtemps avant d'agir, qui enfin, grisé par l'alcool et les conseils perfides, tue. Le premier coup donné, et, sans savoir si son ennemi a succombé ou non, il perd la tête, il *voit rouge*, et frappe, frappe sans relâche avec tout ce qu'il a sous la main. Neyret d'ailleurs ne se rappelait que les premiers coups de revolver, et rien n'autorise à douter ici de sa bonne foi, puisqu'il n'a pas manifesté une seule fois la moindre idée de repentir, qu'il continuait au contraire à considérer son action comme absolument légitime, et qu'enfin il a toujours répondu à toutes les questions, même les plus délicates, avec la plus froide lucidité et une entière bonne foi.

de revolver « pour prouver qu'il aurait pu se défendre » et se laisse arrêter.

Ecroué à la maison d'arrêt d'Annecy, il reste
calme, en apparence du moins ; au bout de quelques
jours, il essaie de s'ouvrir la carotide à l'aide d'un
mauvais couteau qu'on lui avait laissé et qu'il avait
affilé sur une des pierres de sa prison. On l'envoie
en observation à l'asile de Bassens. Pendant tout
son séjour, (il était dans mon service), Neyret n'a
cessé de se montrer excessivement correct, poli,
respectueux, reconnaissant de la façon douce et
bienveillante dont il était traité. Depuis sa tentative
de suicide il avait eu les mains attachées ; il nous
pria de les lui laisser libres : « Vous avez le droit,
Monsieur le directeur, de n'accorder aucune confiance
à la parole d'honneur d'un assassin ; pourtant, si vous
faites droit à ma requête, je vous jure que je ferai
tout pour reconnaître votre bienveillance. » On le
lui accorda, et il tint exactement parole. Il mangeait
peu, dormait assez bien, ne parlait que lorsqu'on
l'interrogeait. M. le directeur-médecin lui fit donner
de l'encre et du papier pour écrire ses mémoires : il
rédigea une petite brochure très claire, empreinte
d'un véritable esprit de sincérité et ne manquant
pas d'une certaine élégance ni d'humour. Un jour il
me pria, bien humblement, de lui prêter un livre de
médecine, les journaux illustrés qu'on avait mis à
sa disposition ne l'intéressant pas. Je lui apportai la
Physiologie de Beaunis : il la dévora avec une joie

vorace et je m'assurai qu'il comprenait fort bien et jugeait très sainement. Jamais il ne manifesta le moindre repentir; il parlait de sa victime sans émotion comme sans pitié. Lorsqu'on lui faisait remarquer le rôle infâme joué par son instigateur, il gardait le silence. Il attendait froidement la décision du jury, ne s'effrayant nullement de la mort. Il ne manifestait que deux craintes, mais celles-là tellement vives qu'il y revenait avec insistance à toutes les occasions : la crainte de voir sa fortune devenir la proie (*sic*) de la justice, et celle d'être reconnu fou et sequestré à perpétuité dans une maison d'aliénés. Il n'eut pas l'air de supposer un seul instant qu'il pouvait être condamné à la prison : il attendait l'échafaud et semblait quelquefois espérer un acquittement.

Il manifesta une douleur véritablement atroce quand la gendarmerie vint le reprendre, et eut des velléités de résistance quand on voulut lui mettre les menottes. Je l'engageai à être calme et le priai de le faire pour m'être agréable; il tendit ses mains immédiatement, sans mot dire, mais en pleurant.

Rapport médico-légal sur le nommé Neyret, Claude-François, prévenu d'assassinat.

. . . .

I. — ÉTAT PHYSIQUE.

Le prévenu est âgé de 33 ans, d'un tempérament lymphatique, bilieux, avec prédominance marquée à l'élément nerveux et d'une constitution relativement forte.

De 12 à 14 ans il eut à supporter une maladie convulsive ; les renseignements au dossier supplémentaire et ceux donnés par Neyret lui-même établissent que si cette maladie n'est pas l'épilepsie, elle a été pour le moins de nature épileptiforme. Elle se manifestait, dit-il, par accès et par périodes, tous les quatre à cinq mois. Pendant les accès, sans perdre complètement connaissance, il était saisi de convulsions violentes, et il était obligé de se fixer à son lit pour ne pas être projeté par les convulsions. La salivation pendant l'accès qui durait cinq à six minutes, était abondante.

Cette maladie dont il ignorait la cause a cédé à un traitement qui a duré plus de 2 ans.

A 19 ans, il a pendant près d'un an souffert de plusieurs abcès de nature strumeuse lesquels ont laissé de vastes cicatrices à la région sternale supérieure et au côté gauche du cou.

Un an plus tard, il a été alité pendant près d'un mois par suite d'une fièvre bilieuse pendant laquelle il n'y a pas eu de symptômes de délire fébrile. Dès lors il a habité la campagne et il attribue à son existence dans des conditions hygiéniques meilleures par le fait de son séjour à Giez, l'absence de toute maladie.

Au moment de son entrée à l'asile, il portait de chaque côté du cou deux incisions horizontales de 4 à 5 centimètres de longueur, intéressant seulement à un degré plus ou moins profond, les tissus superficiels cutanés. Elles étaient le résultat d'une tentative de suicide, datant de l'avant-veille, tentative qui sera ultérieurement appréciée. Ces incisions sont maintenant entièrement cicatrisées.

Pendant son séjour, non constatation d'irrégularités dans les fonctions physiologiques.

II. — ÉTAT MENTAL.

La nécessité de prolonger l'examen de l'état mental de

Neyret, a motivé la durée de sa présence à l'asile. Cet examen a fait constater que l'état mental n'avait pas subi de modifications.

Neyret Claude-François est très intelligent, il est relativement très instruit. Les facultés intellectuelles chez lui ont été développées dans des proportions bien plus considérables que les facultés morales. Dès son jeune âge, il a été dominé par une avidité exceptionnelle de savoir. En dehors des connaissances nécessaires à sa profession de bijoutier, il a voulu *tout* apprendre. Enfant déjà, il dédaignait la distraction de son âge, pour se livrer sans relâche à la lecture des ouvrages de science et de littérature. Plus tard, il fit des études comparatives sur les principaux systèmes de philosophie et sur les diverses religions. La philosophie allemande était l'objet de sa préférence, sans le satisfaire; puis il étudia sous les rapports religieux, le christianisme d'abord, puis l'islamisme, le boudhisme, le brahmanisme et le judaïsme.

Ces doctrines ne le satisfirent pas plus que les systèmes philosophiques nombreux qu'il avait cherché à comprendre; il s'adonna ensuite à l'étude des sciences naturelles et même à celle des sciences occultes, physique, chimie, anatomie, physiologie, psychologie expérimentale, magnétisme, électricité, spiritisme, hypnotisme, enfin, à la magie et à la sorcellerie.

N'étant point nanti des connaissances préalables, indispensables pour apprécier la valeur relative des systèmes et des doctrines qu'il étudiait sans discernement, cette étude eut pour résultat, en ne donnant pas satisfaction à son avidité de *tout* savoir, d'obscurcir considérablement son sens moral et de le mettre en insurrection avec les lois sociales. Elle lui apporta en outre la conviction, chez lui systématisée, de l'imperfection, ou mieux de l'insuffisance des lois de la *justice humaine*.

L'état mental de Neyret Claude-François étudié au point de

vue pathologique, rentre-t-il dans le cadre nosologique de la folie? Il ne peut être répondu affirmativement à cette question.

En effet, il n'a jamais été dominé par un délire général, ni par un délire partiel, il n'existe pas de délire de persécutions et son intelligence n'offre pas de trouble *morbide*.

D'une impressionnabilité native très grande, il présente à un haut degré l'activité personnelle, activité augmentée par son genre de travail intellectuel. Deux passions ont surtout été mises en jeu par cette activité: l'orgueil et la haine; c'est sous la domination de ces deux passions qu'il a des tendances accusées à s'ériger en redresseur de torts sociaux.

Sans présenter des troubles intellectuels morbides réels, et en conservant les apparences d'une raison saine, Neyret ne subit-il pas des impulsions irrésistibles inconscientes?

Les actes accomplis par des individus qui subissent de telles impulsions ne présentent pas de corrélation : les motifs de l'acte restent inconnus, inexpliqués. Ce n'est point la situation du prévenu.

Pendant une journée, Neyret a été obsédé par une hallucination de la vue; mais les conditions dans lesquelles il se trouvait et le mode d'action de ce trouble sensoriel transitoire ne peuvent pas lui donner un caractère réellement pathologique, c'est-à-dire, offrant un symptôme de maladie. Après avoir été confronté avec sa victime et pendant le 1er interrogatoire auquel la justice l'a soumis, il apercevait devant lui l'image de l'homme qu'il avait tué, sorti en buste et cette image était tenace. Pour lui elle n'a été que subjective, c'est-à-dire qu'il avait la conscience qu'elle n'était qu'un jeu de son imagination et qu'elle n'avait pas de *réalité*. Les abus alcooliques qui ont précédé l'assassinat, et les émotions consécutives sont plus que suffisants pour expliquer ce phénomène sans avoir recours à l'intervention d'un élément matériel morbide.

Cette manière d'être mentale, ne peut être prise en considération, ayant eu lieu du reste après le meurtre.

Depuis cet acte, plusieurs fois l'idée du suicide avait fait la préoccupation de Neyret et cette fin était considérée par lui comme la plus courte pour abréger, ou simplifier, dit-il, son avenir. Mais ce n'est qu'après avoir appris par son défenseur, qu'il serait conduit à l'asile de Bassens, en observation, que sa décision de quitter ainsi la vie, aurait été prise.

Voici, de son aveu, le motif de cette décision : devant la perspective d'une condamnation certaine, plus ou moins terrible, ou d'un séjour peut-être indéfini dans une maison d'aliénés, si je suis reconnu tel, il vaut mieux disparaître du monde. Cette tentative, après l'acte incriminé, est peut-être relative.

III. — APPRÉCIATION.

Si l'examen de l'état mental de Neyret Claude-François, ne permet pas de constater chez lui une forme de folie caractérisée, ce même examen donne le droit scientifique d'affirmer qu'il est bien en possession de la virtualité somatique et psychique de cette fatale vésanie. Il possède à l'état latent ou mieux à l'état d'incubation, les éléments d'évolution de la folie, par la prédisposition héréditaire, par la nature de ses travaux intellectuels et par les abus alcooliques auxquels il se livrait. Il n'est point encore entré dans la sombre demeure de la folie, mais il se trouve au seuil, pour ne pas dire sur le seuil.

Sous la pression d'incitations physiques ou morales plus ou moins grandes et sous l'influence de la force d'évolution de ses prédispositions héréditaires aux troubles nerveux, la folie, selon toutes les probabilités, à une date plus ou moins prochaine, se présentera chez lui, sous une forme ou sous une autre, mais de préférence sous la forme suicide.

La prédisposition héréditaire est hors de doute ; il a des

ascendants aliénés du côté maternel. J'ai traité à l'asile de Bassens, du 5 mars 1851 au 6 novembre suivant, un cousin-germain de sa mère... La guérison de ce parent encore vivant s'est maintenue.

Les abus alcooliques auxquels le prévenu s'adonnait depuis trois ou quatre ans (et qui probablement n'étaient qu'un retentissement de la prédisposition héréditaire) sont venus augmenter son impressionnabilité et alimenter l'exagération native de son activité intellectuelle si mal dirigée.

En état d'ivresse se manifestait surtout la haine profonde qu'il nourrissait depuis si longtemps envers celui qui est devenu sa victime.

Une autre incitation lui survenait en outre dans le milieu où il vivait de la part d'une individualité qui, exploitant les mauvais sentiments du prévenu envers un ennemi commun, a été le cofacteur moral de l'assassinat.

Au point de vue de la responsabilité des actes, celle-ci existe, pendant que la liberté morale n'est pas abolie par une force irrésistible *inconsciente*.

L'acte de meurtre auquel Neyret s'est livré est-il le résultat d'un facteur *pathologique* qui aurait détruit la liberté morale, ou bien le résultat d'un facteur passionnel, comportant la responsabilité?

Ce qui vient d'être exposé sur son état mental établit que le prévenu, par prédisposition héréditaire, par l'abus des boissons alcooliques par la nature des travaux intellectuels auxquels il se livrait était très irritable, emporté, haineux, et surtout surexcité à la suite de libations exceptionnelles. La passion, chez lui, à raison de son impressionnabilité et de sa manière d'être mentale, est portée à sa plus haute incitation. C'est la passion, c'est la haine qui l'a poussé à perpétrer le meurtre et non pas une impulsion morbide irrésistible.

Lui-même définit par sa réponse à la demande n° 119, de l'interrogatoire fait par la justice, sa manière d'être pendant la journée suivante : *j'étais alors surexcité par l'alcool, la haine et la colère.*

Dans cette situation et surtout à raison des prédispositions constitutionnelles, aux troubles de l'intelligence et de la volonté, signalés chez Neyret, il n'a pu user de sa liberté morale que dans sa proportion la plus réduite. Elle a été modifiée, atténuée, amoindrie, mais non pas abolie.

S'il est permis de faire une comparaison, Neyret Claude-François, par sa manière d'être physique et mentale a subi la puissance passionnelle à son plus haut degré avec la résistance morale réduite à son minimum de puissance.

De là, la conclusion suivante :

IV. — CONCLUSION.

Neyret Claude-François est responsable de l'acte dont la justice lui demande compte, et sa responsabilité est réduite à sa limite ultime.

Asile de Bassens, le 1er mai 1881. *Signé:* Dr Fusier.

Traduit devant la Cour d'assises à Annecy, Neyret se défendit peu. Calme en apparence, on le sentait profondément agacé. Il ne cacha pas son profond dédain pour la justice et répondit souvent avec un ton sarcastique qui ne fut peut-être pas absolument étranger à son malheur. Quand il s'entendit condamner à 10 ans de réclusion, il blémit. Au moment d'être emmené, il remercia M. le directeur-médecin et son avocat de ce qu'ils avaient, tous deux, fait pour lui.

On s'étonnerait moins peut-être de l'influence du milieu sur les héréditaires, si l'on remarquait que cette influence se fait sentir également, et d'une façon essentiellement pathologique, quoiqu'avec une intensité incomparablement moins grande, chez les sujets même les mieux trempés et indemnes de toute tare originelle. « Le savant libraire Nicolaï, de « Berlin, voyant, le soir, tout un cortège de person- « nages bizarres sur la muraille de son cabinet, « M. Andral voyant, dans sa chambre d'étudiant, « le cadavre d'enfant à demi-rongé par les vers, « dont l'aspect l'a vivement impressionné la veille « à l'amphithéâtre d'anatomie, et sentant son odeur « infecte, sont des exemples incontestables d'un « trouble limité à la perception seule et laissant « intactes les autres facultés mentales.....

« .....Les personnes qui puisent dans leur ascen- « dance les éléments de ce qu'on appelle la diathèse « névropathique, ont une prédisposition native pour « tous les troubles du système nerveux et en parti- « culier pour le délire ; aussi offrent-elles beaucoup « moins de résistance que les autres pour les cir- « constances qui peuvent le produire. Atteintes de « maladies corporelles, elles ont très facilement des « désordres passagers de l'intelligence. Soumises à « des conditions morales et matérielles malheu- « reuses, elles deviennent facilement aliénées. Mais « les manifestations de ces prédispositions ne sont « pas les mêmes dans toutes les circonstances. Dans

« le jeune âge et l'adolescence, c'est surtout d'une
« manière accidentelle, à l'occasion de maladies inci-
« dentes, même légères, que le délire se produit; dans
« les périodes moyennes de la vie, c'est sous forme
« des différentes variétés de folie; plus tard, c'est
« sous la forme de démence sénile prématurée (1). »

Morel a décrit sous le nom de « Délire émotif »
un genre de délire caractérisé « par la facilité avec
laquelle les malades subissent une impression
d'un ordre déterminé et y conforment soudaine-
ment leur pensée sans que le raisonnement et
l'expérience leur viennent en aide pour rectifier ces
impressions et chasser les terreurs vaines qui les
assiègent, » et il rapporte ces impressions morbides
à une disposition maladive de l'appareil nerveux
ganglionnaire viscéral. Foville ne veut voir dans
ce délire qu'une manifestation symptomatique d'un
état mental fréquent dans différentes formes de
folie et surtout dans leur période d'incubation.....

Il est hors de doute que, quel que soit son point
de départ, le délire émotif est au premier chef jus-
ticiable des influences de milieu. Inutile d'insister
sur ce point. Mais je me demande si, en bien cherchant, on n'aurait pas dans ce délire émotif (du
moins dans la plupart des cas) un moyen de diagnostic précieux pour l'alcoolisme à la période de
début. Émotivité, sensibilité spéciale d'un côté et

---

(1) Foville, article : *Délire*, Dictionnaire Jaccoud.

de l'autre torpeur dans l'action ! L'alcoolique sent plus vite, plus fort, moins longtemps : il oublie vite également et ne sait pas, ne peut pas agir.

Cela soit dit en passant.

Je ne citerai qu'à titre de mémoire, comme relevant avant tout des influences de milieu, les épidémies religieuses (non encore ignorées de nos jours : Morsine, etc.), les épidémies de duel, de suicide, questions connues de tous ceux qui suivent avec quelque attention les travaux médico-psychologiques.

Mais, après le surmenage des enfants dans les usines et les ateliers, il est un autre genre du même mal (en disant « mal » je suis clément) auquel je voudrais toucher, genre qu'il serait plus facile non d'éviter (il est la conséquence de nos institutions mêmes), mais bien de supprimer radicalement. Je veux parler du surmenage dans les lycées et établissements analogues, ainsi que dans les diverses écoles d'enseignement supérieur.

« La bonne éducation, dit le philosophe que je
« citais tout à l'heure (1), est celle qui, d'abord, fait
« un homme et qui, ensuite, donne à cet homme
« les aptitudes dont il a besoin et non pas celles
« dont il ne trouvera jamais l'application. Il ne faut
« pas croire qu'on rend un homme capable parce
« qu'on le bourre de connaissances trop rapidement
« acquises et trop sottement accumulées pour qu'il
« les conserve dans sa mémoire. Et quand il les

____

(1) Jules Simon, article paru dans « *le Matin* ».

« conserverait? Notre esprit doit être une manufac-
« ture, vous *ne savez en faire qu'un magasin.*
« C'est comme une entreprise générale de déclasse-
« ment et d'abêtissement, l'abêtissement par une
« prétendue science, le pire de tous!..... Il y a cette
« différence entre les garçons éreintés et fourbus
« que nous donne le système du bourrage et les
« esprits alertes que nous préparera une éducation
« plus sagement gouvernée, que les premiers n'as-
« pirent qu'à se reposer après un travail si exorbi-
« tant et si rebutant, et que les autres voient dans
« la liberté qui leur est rendue au sortir des écoles
« le moyen de travailler à leur guise avec un
« courage nouveau. Je définis ainsi les deux sys-
« tèmes : apprendre beaucoup, savoir mal et ne
« rien garder; apprendre peu, savoir à fond et
« prendre goût au travail. Il y a cent pour cent à
« gagner en choisissant le second système. »

Je suis heureux de constater que cette protestation
en a soulevé d'autres, non moins fermes et conscien-
cieuses (1).

Il est donc bien établi et par les autorités les plus
compétentes en matière d'instruction, que nos régimes de culture en serre chaude produisent des
fourbus et des ratés.

Eh bien ! il est non moins prouvé (et malheureuse-

---

(1) Voir en particulier les articles de M. Charles Bigot dans la
Revue politique et littéraire.

ment les exemples se reproduisent plus nombreux tous les jours), que ces mêmes régimes fabriquent des fous.

Tous ceux qui ont sérieusement pratiqué les asiles savent combien de brillants polytechniciens, combien d'artistes du plus beau talent, combien de lauréats des concours viennent, à chaque année nouvelle, échouer tristement dans le quartier des paralysés généraux; et, parmi mes maîtres et mes anciens chefs de service, il en est peu, j'en suis bien sûr, qui n'aient eu à faire le douloureux inventaire des camarades sombrés dans ce grand naufrage! Parmi ceux qui survivent, combien en compterait-on qui ont réussi à s'arrêter aux portes de nos asiles et n'en sont guère plus heureux? On leur a donné tous les moyens de devenir de brillants bacheliers; on leur a permis, on leur a dit d'avoir toutes les ambitions, mais sans leur fournir les moyens de les satisfaire! Pourquoi donc exciter chez eux des prétentions nouvelles si on ne les accompagne point de nouvelles ressources? Ils ne peuvent plus être des ouvriers, ils ne peuvent pas atteindre aux carrières libérales, et ils vont grossir la grande légion des déclassés. Et que deviennent les déclassés? Des fous eux-mêmes ou des pères de dégénérés! Il serait si simple pourtant de retarder d'abord les limites d'âge de nos écoles, et de ne laisser, en second lieu, débuter dans la carrière que ceux qui pourront arriver au terme.

Il est, avant de terminer, une question à laquelle je veux répondre.

On a beaucoup parlé de l'influence de la littérature et des arts sur le développement des maladies nerveuses en général et de l'aliénation mentale en particulier, on a beaucoup écrit aussi, tant écrit et tant parlé que le sujet est devenu à l'ordre du jour, et qu'à peine débarrassé de la bande pleurarde des rimailleurs en détresse qui allaient consulter le « fatal oracle d'Epidaure », le bon public s'engouait de légendes non moins grotesques et pas plus authentiques. Tout vrai poète devait, comme Musset, faire des orgies, hurler son incrédulité et sa désespérance et rendre Voltaire responsable de tout cela. L'excentricité à la George Sand était de règle pour les romanciers des deux sexes. Les dessinateurs devaient finir à Charenton et, allant jusqu'au bout dans cette voie de crédulité malsaine, on rendait l'art responsable de toutes les excentricités des cabotines à la mode qui possèdent le talent d'occuper Paris de leurs polissonneries.

L'influence de l'art?.... Ah! je suis loin de la nier; mais, avant tout, il faudrait s'entendre, ne pas exagérer tout d'abord et surtout être bien sûr de ne pas faire de cercles vicieux. Les artistes, je parle des vrais, sont, par leur essence même, des sensibles, des vibrants, chez lesquels la prépondérance de l'élément nerveux établit dès la naissance un équilibre des plus instables; ils ne sont même artistes qu'à cette condition. D'où l'impitoyable nécessité de surveiller cet équilibre d'un œil infatigable et jaloux et, puisqu'il faut que le plateau « nerfs » l'emporte dans la balance, de ne lui permettre du moins de descendre que de la quantité strictement nécessaire ; surtout faut-il s'assurer par une adroite pondération qu'il ne dépassera jamais le point après lequel il lui serait impossible de se relever. C'est ce qu'on pourrait appeler : l'hygiène de l'art et du cerveau, et c'est à quoi, plus attentifs ou mieux partagés, plus de grands hommes qu'on ne le pense ont réussi.

Raphaël a été tué par la Fornarina ! Je le sais, ou du moins je sais qu'il y a longtemps qu'on le rabâche. Est-ce la Fornarina ou une bonne pleurésie *à frigore* (1) ? J'opte pour la dernière ; et d'ailleurs, même en admettant la légende, pourquoi Raphaël, naturellement délicat, pour ne pas dire chétif, surmené par le travail, troquait-il son repos contre les plaisirs ? Pourquoi la Fornarina après la Fioraïa ?

---

(1) Raffaëlo Sanzio était d'une nature très distinguée et délicate. Sa vie ne tenait qu'à un fil quant à ce qui regardait le corps, car il était tout esprit. Outre que ses forces s'étaient beaucoup amoindries et qu'il est extraodinaire qu'elles aient pu le soutenir pendant sa courte vie, étant très affaibli, un jour qu'il se trouvait à la Farnisine, il reçut l'ordre de se rendre sur-le-champ à la Cour ; il arriva en un moment au Vatican, épuisé et tout en transpiration ; il s'arrêta dans une grande salle et, pendant qu'il parlait longuement de la fabrique de Saint-Pierre, la sueur se refroidit sur son corps et il fut pris d'un mal subit. Etant rentré chez lui, il fut saisi d'une sorte de fièvre pernicieuse qui l'emporta dans la tombe. (Renseignements communiqués par Missirini à Longheno et publiés par celui-ci).

Mozart, compositeur à 6 ans, est mort à 35 ? Fort bien, mais Mozart était phthisique et de plus atteint d'une affection nerveuse qui le jetait souvent dans une sombre mélancolie (1). Mozart aussi, dit l'histoire, « aimait trop les femmes ». C'est encore, à la maladie nerveuse près, le cas du Pergolèse, et de tant et tant d'autres dont l'exemple ne servirait qu'à prouver, comme ceux-ci, qu'à ce régime on mourrait jeune sans aucun besoin pour cela d'être artiste (2).

---

(1) F.-J. Fétis, *Biographie universelle des musiciens*. — Cette maladie nerveuse ne serait-elle pas l'épilepsie et le maëstro ne viendrait-il pas accroître la liste, bien nombreuse déjà, des grands hommes atteints de cette terrible affection ?

(2) Il ne sera pas déplacé, je crois, de citer ici les quelques lignes que Th. Gautier, dans son étude sur Baudelaire, consacre à Edgar Poë : « Il (Poë) était indisciplinable, n'en voulait faire qu'à sa tête et ne produisait qu'à ses heures, sur des sujets qui lui convenaient. Son humeur vagabonde le faisait rouler comme une comète désorbitée de Baltimore à New-York, de New-York à Philadelphie, de Philadelphie à Boston, de Boston à Richmond, sans qu'il put se fixer nulle part. Dans ses moments d'ennui, de détresse ou de défaillance, lorsqu'à la surexcitation causée par quelque travail fiévreux succédait cet abattement bien connu des littérateurs, il buvait de l'eau-de-vie, défaut qui lui a été amèrement reproché par les Américains, modèles de tempérance, comme chacun sait. Il ne s'abusait pas sur les effets désastreux de ce vice, celui qui a écrit, dans le *Chat Noir*, cette phrase fatidique : « Quelle maladie est comparable à l'alcool ! »

Il buvait sans ivrognerie aucune, pour oublier, pour se retrouver peut-être dans un milieu d'hallucination favorable à son œuvre, ou même pour en finir avec une vie intolérable en évitant le scandale d'un suicide formel.

Bref, un jour, attaqué dans la rue d'un accès de *delirium tremens*, il fut porté à l'hôpital et y mourut tout jeune encore et lorsque rien dans ses facultés n'annonçait un affaiblissement, car sa déplorable habitude n'avait influé en rien sur son talent ni sur ses manières, qui restèrent toujours celles d'un gentleman accompli, ni sur sa beauté jusqu'au bout remarquable. »

Il serait facile d'ailleurs d'opposer à ce martyro-
loge de convention une liste, non moins longue et
plus conforme à la vérité, de littérateurs et d'artistes
dont le système nerveux n'a jamais été ébranlé et
devenus, malgré leurs travaux immenses, de beaux
et puissants vieillards; et, sans chercher bien loin,
n'en trouve-t-on pas un saisissant exemple dans le
grand poëte pour lequel la patrie reconnaissante
rouvrait dernièrement les portes du Panthéon ?

Je sais qu'il y a dans la vie de l'artiste de ces périodes de fièvre de travail et d'emportement verti-
gineux dans les chemins de l'idéal, je sais qu'il
y a aussi de ces douleurs et de ces secousses tellement inattendues et violentes que la frêle machine
humaine est à peu près incapable d'y résister; et,
dans ce dernier ordre de faits, je ne connais rien de
plus atroce que le supplice de Beethoven devenu
sourd à trente ans ! « Vous ne sauriez croire, écrit
son ami Étienne de Breuning, quelle influence indes-
criptible, je pourrai dire quelle horrible influence,
la perte de l'ouïe a eu sur lui ! Pensez ce que doit
être le sentiment d'un tel mal avec son caractère
bouillant ! De là viennent la concentration, les mé-
fiances, souvent même envers ses meilleurs amis... »
Eh bien ! et malgré tout, la raison de Beethoven ré-
sista; son humeur, naturellement excessive dans la
joie comme dans les tristesses, s'altéra profondément (qui songerait à s'en étonner?), mais sa bonté
et sa générosité d'âme ne se démentirent pas un

instant (1). On pourrait même ajouter, si le genre de ce travail n'excluait de pareilles considérations, que sa gloire y gagna, tant furent éloquents et pathétiques les cris de douleur que cette incurable mutilation arracha à son génie !

La conclusion, j'allais dire : la morale de tout cela est qu'on a beaucoup exagéré l'influence de la vie littéraire et artistique sur le développement des affections nerveuses : les travaux de l'esprit y prédisposent incontestablement, mais par et surtout pour cela même que généralement ceux qui s'y livrent sont déjà des nerveux qui, par une inéluctable fatalité, courent au-devant du danger qu'ils devraient le plus soigneusement éviter. D'où, je le répète, la nécessité de plus en plus impérieuse, étant donnée la part chaque jour plus grande faite aux travaux de l'intelligence, d'une prophylaxie appropriée.

____

(1) Beethoven éleva, avec le plus touchant dévouement, le fils orphelin de son frère et, c'est en parlant de cet enfant adoptif, qu'il mettait dans une lettre à un ami cette phrase que tout commentaire ne pourrait que défigurer : « Tu es homme, père ; je le suis aussi, bien que je n'aie pas de femme. »

« Les dispositions qu'un peuple reçoit de ses
« ancêtres par une hérédité continue, sont si forte-
« ment empreintes qu'elles peuvent paraître invinci-
« bles. Si elles l'étaient en effet, l'histoire ne serait
« qu'une répétition successive. Pourquoi se renou-
« velle-t-elle ? Parce que sur le fond des anciennes
« habitudes naissent un nouvel esprit, de nouvelles
« aptitudes qui, en se fortifiant de génération en
« génération, dominent à leur tour comme une
« seconde nature...

« Les mêmes métamorphoses qui s'accomplissent
« dans les nations peuvent s'accomplir dans les
« individus ; toute la science de la vie est la science
« composée de ces deux genres d'expérience.

« Chacun a reçu avec le naturel qui lui est propre
« une certaine aptitude aux variétés dont ce carac-
« tère se compose. Attachez-vous à la meilleure, vous
« pourrez en faire le trait dominant.

« Sans sortir de l'espèce, vous faites d'un arbre
« sauvage un bon arbre à fruit. Pourquoi ne feriez-
« vous pas d'un caractère sombre un caractère
« sérieux, d'un esprit mobile un esprit étendu ?

« De là je déduis la règle véritable de l'éducation ;
« elle consiste en ceci : tirer d'un caractère la variété
« la meilleure qu'elle comporte.....

« Le caractère de l'homme n'est pas ce point indé-
« composable, géométrique que vous supposez. Ce

« n'est pas une figure mathématique, un triangle,
« un carré toujours semblable à lui-même. C'est une
« figure vivante, une géométrie animée et supé-
« rieure qui, pour chaque problème, a plusieurs solu-
« tions. Chaque homme renferme en lui plusieurs
« hommes : qu'il choisisse entre eux celui qu'il veut
« être, là est sa liberté (1). »

C'est en substance toute la théorie de la régression. Pratiquement, cette théorie se résume en deux
indications :

1° Régression individuelle par l'hygiène physique
et surtout intellectuelle ;

2° Régression de famille par la sélection dans les
unions.

Sur la première indication je n'insisterai pas : je
crois avoir suffisamment indiqué les origines du mal
pour qu'en prenant le contre-pied exact, on arrive
facilement à trouver les moyens de la combattre.

La seconde touche à une foule de points extrêmement délicats et son développement pourrait heurter
bien des susceptibilités. Je serai donc prudent et,
sans blesser les intéressés, je prierai les curieux de
lire entre les lignes.

La sélection dans les unions, pour être réelle et
d'un véritable profit, exige une soumission absolue
et constante aux lois suivantes :

Première loi. — Suppression radicale des ma-

---

(1) Edgar Quinet, *L'esprit nouveau.*

riages consanguins, à quelque degré que ce soit.

Ce n'est point que ces unions doivent être jugées irrévocablement mauvaises au point de vue de la théorie ; quel reproche pourrait-on adresser en effet au mariage de deux individus également bien constitués et robustes à tous les points de vue ? Ce serait au contraire de la sélection fort bien entendue. Malheureusement la perfection n'est pas dans les habitudes de notre espèce : chacun de nous, voire le plus parfait, apporte sa petite tare originelle ; or, comme il y a des chances pour que la tare soit de même nature chez les divers sujets d'une même famille, l'union de ces deux sujets constitue l'addition de deux tares : une seconde infraction porte la tare à son carré et, pour peu que nous poursuivions cette progression régulièrement croissante, nous nous trouvons un beau jour, et sans nous en être doutés, engagés à pleine allure dans la voie des dégénérescences.

« On trouve plus fréquemment une disposition « congénitale à la folie, dit Griesinger (1), dans les « cas où les mariages se font entre un cercle assez « restreint de familles ; la transmission tend au con- « traire à diminuer ou à se perdre par le croisement « fréquent avec un sang étranger. Ce fait est très « évident pour les hautes classes de certains pays (2) ;

(1) Griésinger, *Traité des maladies mentales.*
(2) J'engage ceux que ces questions intéressent à lire l'ouvrage de Jacoby *Études sur la sélection dans ses rapports avec l'hérédité*

« il l'est aussi pour les populations israélites et plus
« encore chez les quakers d'Angleterre. Dans la
« maison d'aliénés de New-York qui est spéciale-
« ment destinée à cette secte religieuse, l'hérédité
« directe a été constatée dans un tiers des cas et
« l'hérédité indirecte dans un sixième, ce qui donne
« en tout une proportion de : un demi ! La trans-
« mission sans cesse progressive amène enfin un
« état de dégénérescence proprement dite, imbé-
« cillité, idiotisme, et, comme les individus ainsi
« dégénérés n'ont qu'une très faible faculté de
« reproduction, il en résulte que la race ne tarde
« pas à s'éteindre complètement. »

Deuxième loi. — Etant donné chez chacun des
deux sujets un nombre à peu près égal de défauts
et de qualités, il faut chercher dans l'un les qualités
les plus directement opposées aux défauts de
l'autre, et *vice versâ* (1).

C'est ce qu'on appelait autrefois établir l'équilibre
des tempéraments, et assez de dissertations ont été
faites sur ce canevas pour qu'il me suffise d'ajouter
que l'hypothèse d'autrefois est aujourd'hui axiome.

« L'hérédité bien comprise n'est que la transmis-
« sion de l'organisation des parents à leurs descen-
« dants. Les expériences dont je m'occupe depuis

---

chez l'homme. Ils y trouveront une collection des plus curieux exemples exposés avec une remarquable méthode scientifique.

(1) Je sens tout ce que cette formule a d'incorrect et de peu scientifique ; mais j'espère qu'on me saura gré d'avoir préféré ces défauts
relatifs à la brutalité offensante de termes plus précis.

« vingt ans sur le croisement des espèces ont fait
« voir que le métis se compose de deux moitiés, à
« peu près égales, des deux espèces dont il provient,
« d'une moitié de chaque espèce (1). »

Dans un autre genre de maladies, sinon dans un
autre ordre d'idées, il a été démontré que l'alliance
d'un conjoint sain ou issu d'une famille saine avec
une personne tuberculeuse ou issue de tuberculeux,
même pendant plusieurs générations, diminue les
chances de tuberculose chez le descendant, sans
cependant les éteindre totalement (2).

« La mort elle-même, a dit un Anglais, est
« quelque chose de moins grave que le mariage. La
« mort, c'est la vieille pousse que le jardinier
« arrache pour faire place à la pousse nouvelle.
« Quelques larmes pour arroser la terre fraîchement
« remuée et de jeunes moissons vont la couvrir! La
« mort n'est pas un coup, pas même une pulsation,
« c'est une pause. Mais le mariage déroule la suite
« imposante des générations sans fin, et ces généra-
« tions porteront, inscrits sur leurs fronts, ces mots
« fatidiques : Santé, Génie, Honneur, — ou bien :
« Maladie, Sottise, Infamie! (3)..... »

---

(1) Flourens, *De la raison, du génie et de la folie.*
(2) Leudet (de Rouen), *loco citato.*
(3) Savage Lindor.

Deux mots encore.

Flourens a dit (1) : « Guérir la folie est la tâche
« du médecin, du physiologiste.

« Prévenir la folie dépend, pour chacun de nous,
« de lui-même, de la force que chacun sent en soi
« de réfléchir, de replier sa pensée sur sa pensée,
« de s'observer. »

C'est fort bien dit; mais chacun de nous peut, au
moment où le danger menace, consulter un de nos
maîtres, un de ces chefs vénérés chez qui la science
marche de pair avec la conscience sereine et le dévouement à toute épreuve.

Le médecin, le médecin d'asiles surtout, peut-il
aussi facilement défendre les malheureux dont il a
charge ?

Je réponds sans hésiter : Non !

Non ! il ne peut pas les défendre puisque, devant
les tribunaux, son rapport d'expertise est discuté
dans le fond (et par qui!), tandis qu'il ne devrait, en
saine logique et en bonne législation, n'être examiné
qu'au point de vue de ses conséquences. Sur ce point,
un homme d'une haute valeur philosophique (2) s'est

(1) Flourens, ouvrage cité.
(2) « Tant que l'intervention de la science médicale dans les affaires
« où la folie est un élément capital du procès, sera comme aujour-
« d'hui indirecte et précise; tant que des médecins, seuls [compé-
« tents en pareille matière, ne seront pas chargés de décider sou-
« verainement de l'état de raison ou de folie des prévenus; tant que

chargé de nous donner raison. Malheureusement il représente la France qui pense et non celle qui juge.

Non! il ne peut pas les défendre, car les défendre, dans l'asile, c'est les guérir, et on ne les lui livre qu'incurables.... J'ai l'air de noircir le tableau, de faire du roman ou de la réclame? Eh bien! que les incrédules s'informent auprès des médecins qui ont vu ou des familles qui ont souffert : on leur dira que, le seul département de la Seine excepté peut-être, un aliéné indigent n'est admis dans un asile que lorsqu'il a porté atteinte à la sécurité ou à la moralité (?) publiques. Un aliéné de plus dans un asile! C'est chose grave : le budget de la commune ou du département peuvent être grevés et Messieurs de la Préfecture obligés de recommencer leurs calculs! Ajoutez à cela le discrédit fatal qui plane sur les « Maisons de fous »....

Je sais que je touche à une question bien grave et qui peut soulever bien des colères; qu'importe!

Qu'est-ce que la folie?

« les jurés devront juger avec leur bon sens, non pas la culpabilité « mais la démence des accusés, ni l'aliéné ne sera protégé convena- « blement contre les rigueurs du Code pénal, ni la société ne sera « suffisamment défendue contre des malfaiteurs dont le crime se « couvrirait de quelque apparence de folie. De consciencieux mais « injustes verdicts enverront de temps à autre des fous au bagne ou « à l'échafaud, ou laisseront de vrais coupables absous de tout crime « et lavés même du soupçon de folie rentrer impunément dans la « société. » Albert Lemoine, *L'aliéné devant la philosophie, la morale et la société.*

« 1° La folie est une maladie et non une perturba-
« tion morale ;

« 2° La folie est une maladie curable, quoi qu'on
« en pense, et c'est une sottise doublée d'un crime
« que rayer l'aliéné de la société ;

« 3° La folie est d'autant plus curable qu'elle est
« prise plus près du début. — *Principiis obsta*(1)! »

D'où les déductions suivantes logiquement impo-
sées :

1° Doit-on hospitaliser indistinctement les névropathes proprement dits et les fous ?

Oui, certainement ; je dirai même : de préférence
et tout de suite les névropathes, car d'eux naissent
les autres, et le père traité à temps sauverait peut-
être le fils.

2° Nos maisons d'aliénés doivent-elles rester ce
qu'elles sont ?

Non, certes ! Il faut qu'elles deviennent des hôpitaux, rien que des hôpitaux, où le malade entre et
d'où il sorte (de lui-même, selon les cas, ou avec
l'appui de sa famille). Il faut que les asiles, tels qu'ils
sont aujourd'hui, disparaissent, ou du moins qu'on
les réserve pour les malades chroniques sans famille
ni secours et pour les aliénés criminels ; sinon névropathes et nerveux fuiront la seule maison où
ils pourraient trouver un traitement réellement effi-
cace ; ils la fuiront à cause du cachet qu'elle leur

---

(1) Le professeur Ball. Notes personnelles recueillies aux cliniques
de Sainte-Anne. Leçon du 10 janvier 1886.

imprime au front sous forme de diagnostic; ils la fuiront surtout par crainte jalouse pour leur liberté, et..., somme toute, ils auront raison!

Mais, pour arriver à ce but, il est deux mesures à prendre : recruter un personnel médical suffisant, spécial et indépendant, puis (et c'est sur ce point surtout que j'insiste) soustraire l'administration de l'asile à l'autorité du préfet.

Quant au discrédit dont les asiles sont malheureusement l'objet, c'est sur le bon sens public qu'il faut compter pour le détruire, sur le bon esprit et le dévouement des publicistes sérieux, enfin et surtout sur les efforts loyaux que fera le gouvernement pour satisfaire de légitimes susceptibilités.

D'aucuns trouveront peut-être mes réclamations exagérées ou les taxeront de boutade. A ceux-là je répondrai que quiconque a vu souffrir inutilement a le devoir de protester, surtout s'il est médecin ! C'est à mon père d'ailleurs, mon premier guide dans le dédale sombre des maladies mentales, que je dois mon affection profonde et sincère pour les aliénés. C'est lui qui m'a appris à supporter, soigner, chérir ces malheureux, à les chérir d'autant plus qu'ils sont plus ingrats. C'est lui qui m'a enseigné que l'accomplissement du devoir professionnel se mesure aux dangers courus et à la charité déployée.

Paris. — Imp. F. Pichon, 30, rue de l'Arbalète, et 24, rue Soufflot.